Chetogenica risveglia metabolismo

Riattiva il tuo metabolismo per perdere peso bruciando i grassi - Incluse 100 sfiziose ricette chetogeniche per dimagrire velocemente

Ludovica Fontana

IL TUO REGALO GRATUITO

Per ringraziarti del tuo acquisto, voglio regalarti un bonus gratuito esclusivo, dedicato solo ai lettori dei miei libri.

Scaricando questo bonus avrai a disposizione un ricettario di 100 pagine in cui poter scrivere ed annotare tutte le tue migliori ricette in modo ordinato.

Clicca sul seguente link per accedere al regalo che ho creato appositamente per te!

https://laforchettadiludovicafontana.gr8.com/

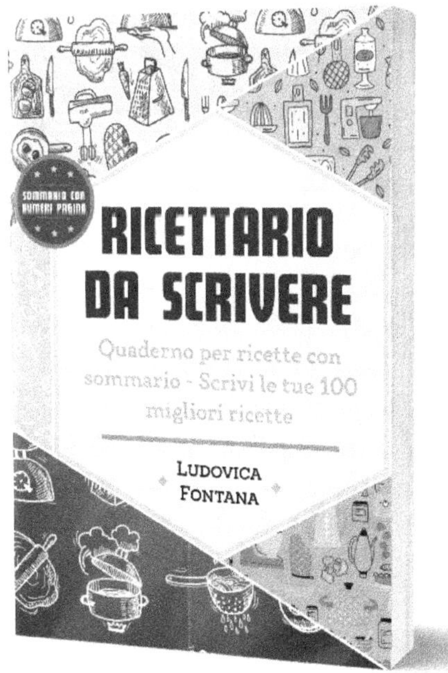

INTRODUZIONE

La possibilità di mangiare qualsiasi tipo di cibo senza avere ripercussioni di alcun genere è un "vantaggio" di pochi. Tutte abbiamo quell'amica così sfacciatamente fortunata che si può permettere di rimpinzarsi di dolci, caramelle, zuccheri raffinati in generale e rimanere sempre nel cosiddetto "peso forma". Ahimè, la maggioranza delle persone, circa l'80% della popolazione, non ha però quelle caratteristiche metaboliche e sopporta sul proprio corpo le conseguenze deleterie di un'alimentazione scorretta.

Se è ben noto che l'alimentazione ha un valore fondamentale per godere di buona salute, ciò che molti non sanno è quanto possa contare assumere certi tipi di cibi anziché altri. Ecco perché mangiare dovrebbe essere un processo più scientifico e preciso per evitare disturbi comuni quali obesità, iperglicemia (a digiuno), trigliceridi in eccesso nel sangue, colesterolo HDL basso, pressione alta.

Quelli elencati non sono altro che le manifestazioni più fastidiose e pericolose della sindrome metabolica, malattia di proporzioni endemiche che impatta universalmente sia uomini sia donne. L'approccio deve essere sistemico, ovvero non ci si deve focalizzare sui singoli sintomi. I disturbi nel loro complesso riflettono uno stile di vita scorretto.

Orientarsi verso un'alimentazione quale il regime alimentare chetogenico è un atto di rispetto nei confronti della nostra storia come uomini. Il nostro DNA mitocondriale non è infatti variato dalle origini ai nostri tempi e in esso è scritta la lunga tradizione alimentare degli uomini. Benché capaci di adattamento in moltissimi settori e contesti, gli esseri umani a livello genetico sono ancora orientati verso la caccia e la raccolta e una dieta naturale varia e di qualità.

Possiamo certamente escludere che i nostri antenati potessero sofisticare i cibi con l'aggiunta dei conservanti che tanto siamo abituati ad assumere, alle volte, inconsapevolmente all'interno dei cibi industriali.

La dieta delle origini non aveva forse cibi esotici ma si avvantaggiava in termini qualitativi. Gli alimenti erano effettivamente a km zero e biologici e comportavano inoltre un certo sforzo di approvvigionamento. A loro imitazione, dovremmo quindi privilegiare cibi biologici e privi di conservanti nonché rinunciare a frutta maturata al sole delle celle frigorifere. Al di là del prevedibile impatto climatico che una scelta del genere comporta, mangiare un Frutto della Passione coltivato in Brasile a 9.000 km di distanza significa accettare di alimentarsi con un frutto raccolto acerbo e maturato in spazi chiusi ed in viaggio. L'assunzione di carne dovrebbe essere particolarmente attenta alla tracciabilità del prodotto: siamo sicuri di come è stato allevato l'animale? Ci dobbiamo preoccupare di capire se la carne è stata viziata con farmaci o correttamente etichettata.

Back to basics è il mantra che dovrebbe aleggiare nelle nostre menti anche in campo alimentare. La dieta Paleo, tipica degli uomini paleolitici dell'Età della Pietra è il punto di partenza. Ma che cosa mangiavano rispetto a noi? Carne e pesce, verdura e frutta ma anche erbe aromatiche e selvatiche e radici. In particolare, la carne era ricca di grassi: si cacciavano daini, cavalli, capre, pecore, etc…

Come potete immaginare, non esistevano merendine, bevande gassate, farine raffinate o prodotti geneticamente modificati. Alla loro stregua, dobbiamo rinunciare al consumo di questi alimenti, ridurre sensibilmente i carboidrati, non eccedere con le proteine per evitare di arrecare danni nel lungo periodo ai reni. Incrementare, al contrario, i grassi sani.

La dieta chetogenica si propone come una possibile soluzione ai numerosi disturbi frutto di un'alimentazione non in linea con la natura umana, capace di ridurre il giro vita puntando sull'incremento dei grassi "nobili". Abbinandola al digiuno intermittente, garantisce una riduzione di peso repentina che non svilisce i muscoli in quanto permette all'organismo di attivare un super metabolismo. Si otterrà un beneficio generale nel corpo, sentendosi meno stanchi e più attivi.

I PRINCIPI DELLA DIETA CHETOGENICA

La dieta chetogenica non è di certo una rivoluzione dei giorni nostri ma un approccio innovativo che fonda le sue radici negli anni 20. Conosciuta anche con il nome di "chetosi nutrizionale", consiste nel diminuire i carboidrati e proteine e favorire i grassi di elevata qualità. Si tratta di effettuare una sostituzione tra il glucosio dei carboidrati con la chetogenesi, cioè i chetoni derivanti dai grassi. Adottata come stile di vita e coadiuvata dal digiuno intermittente, regala a chi la segue un dimagrimento piuttosto veloce, senza la paura di riacquistare i chili in eccesso. Sono numerosi i vantaggi che si ottengono: raggiungimento del peso ideale, sensazione di benessere generalizzato, livelli di energia notevoli, prevenzione dell'invecchiamento precoce.

Come accennato all'inizio, non stiamo parlando di regime alimentare all'ultima moda. Sdoganare la dieta chetogenica sulle riviste patinate è stata la diretta conseguenza dei buoni risultati che garantisce e non una mossa esclusivamente di marketing. La dieta chetogenica è stata studiata in modo dettagliato da illustri professori universitari e molti sono i contributi che il mondo scientifico ha apportato a questa tematica.

All'inizio degli anni 20, il suo utilizzo era consigliato nei pazienti affetti da epilessia e paragonato agli effetti che il digiuno intermittente avesse su questa malattia. Vennero individuati per la prima volta le percentuali di consumo per macronutrienti in cui la percentuale di grassi raggiungeva l'85%. È solo però nel 1976 che Peter Huttenlocher dell'Università di Chicago individua alcuni acidi grassi a catena media denominati MCT (Medium-Chain Triglycerides), altamente chetogenici, permettendo di arrivare ad una percentuale intorno al 70%, con solo 10% in termini di carboidrati e 20% di proteine. Tale sforzo accademico unito ai tanti studi sull'epilessia portarono nel 1994 alla pubblicazione del libro: *"Il trattamento dietetico dell'epilessia: un'introduzione alla dieta chetogenica"*. Il volume è ancora un valido fondamento per chi vuole approfondire le origini della dieta e capirne il funzionamento.

Questo libro, vi darà l'opportunità di comprendere nel dettaglio il funzionamento della dieta chetogenica e vi supporterà nel cambiamento del piano alimentare con gustose e sane ricette, facili da cucinare.

Il funzionamento nel dettaglio: la chetosi nutrizionale

Facciamoci le giuste domande per capire nel dettaglio la logica di funzionamento e le caratteristiche principali della dieta chetogenica.

Chi non deve seguire la dieta chetogenica?

È sconsigliabile a individui che abbiano delle patologie genetiche che non consentono il metabolismo dei grassi o affette da insufficienza renale.

Qual è la composizione dei macronutrienti?

- 70% di grassi di alta qualità (quantità che dipende dall'età, dal livello di attività sportiva e dallo stato di salute generale)
- 20% di proteine
- 10% di carboidrati.

La dieta chetogenica è iperproteica?

No, non lo è. Si tratta di favorire i chetoni derivati dai grassi al posto del glucosio dei carboidrati. Questi ultimi vengono comunque assunti sotto forma di verdure come patate e legumi, frutta e cereali.

Con l'obiettivo di ridurre la glicemia, bisogna rinunciare agli zuccheri e in generale a tutti i generi di dolcificanti.

Con la dieta chetogenica si prova una sensazione di privazione e la fame? Tale spiacevole sensazione viene attenuata dalla presenza dei grassi e delle proteine e, per questa ragione, potete stare sereni. Non vi sentirete spossati dall'astinenza e dalle rinunce.

La chetosi nutrizionale è uguale alla chetoacidosi?

No, si tratta di un errore comune piuttosto grave. La chetoacidosi diabetica è una patologia che si ha con un paziente di tipo 1 (diabete autoimmune) dovuta ad una insufficiente produzione di insulina. In tale condizione, il glucosio rimane nel sangue e vengono al contempo prodotti chetoni in modo incontrollato. È uno stato altamente pericolo che può portare al coma e per cui è necessario l'intervento del medico. Diversamente, la chetosi si innesca naturalmente in caso di digiuno breve o di una dieta low-carb e benché vengano prodotti chetoni, la loro quantità è sensibilmente minore. Se la funzione pancreatica non è compromessa, non si sviluppa quindi la chetoacidosi. Si registrano tre possibili eccezioni a tale principio, ovvero se si ha il diabete di tipo 1, se si utilizzano farmaci con inibitori SGLT-2 e, in casi estremamente rari, durante l'allattamento.

Come funziona la chetosi?

Possiamo qualificare la chetosi come la risposta del nostro corpo ad una crisi di energia quale il digiuno. Quando il glucosio nel sangue non è più disponibile, il corpo aggredisce i grassi da cui derivano i chetoni e produce così l'energia vitale. I chetoni riducono l'infiammazione dell'organismo e quindi anche i dolori e i disturbi ad essi legati. Il digiuno intermittente comporta che il corpo acceda ai grassi in soli tre giorni. Con la dieta chetogenica, possiamo ottenere i medesimi effetti del digiuno ma in modo più mirato. Per quanto ovvio, abbinare le due strategie è un ottimo modo per efficientare i risultati.

Ricordate che l'organismo è capace di passare dai carboidrati ai grassi abbastanza velocemente. Utilizzare i primi come macronutriente principali comporta un rischio maggiore di invecchiamento precoce, dolori articolari e infiammazione. Ciò è dovuto principalmente alla capacità della cellula di sviluppare una certa resistenza al glucosio, cosa che, al contrario, non succede con i chetoni. Con la dieta chetogenica si recupera la possibilità di metabolizzare il glucosio in modo efficiente.

Come funziona l'adattamento alla chetosi nutrizionale?

Anche se ne parleremo in modo più approfondito in seguito, è bene chiarire alcuni principi di base. Con questo concetto si vuole sottolineare la straordinaria capacità del nostro corpo ad adattarsi al processo di chetosi nutrizionale, sulla base della storia genetica degli antichi antenati. Gli effetti del ritorno allo stato di cheto-adattamento sono estremamente visibili: il corpo è rivitalizzato sia a livello mentale sia fisico.

Le prestazioni fisiche sono potenziate e ci pervade un senso di profondo benessere con un incremento dei livelli di energia fruibili dall'organismo. Si assiste a un forte incremento dei livelli di resilienza, con una conseguente rinnovata capacità di resistere a stress, virus e batteri, altitudine, sforzi, affaticamento e carestia. Il cuore e il cervello hanno a disposizione più energia e si recupera in fretta dopo una prestazione sportiva intensa. Si assiste ad un decremento della massa grassa e, se coadiuvata da esercizio fisico, comporta un potenziamento dei muscoli. Anche l'intestino appare migliorato e più efficiente.

Quanti e quali tipi di dieta chetogenica esistono?

Come si può facilmente immaginare ci sono diverse versioni della dieta chetogenica. Analizziamo insieme le più rilevanti.

Dieta chetogenica standard (Standard Keto Diet, SKD)

è considerata la dieta più efficace e la sua composizione consta di un 70% di grassi di elevata qualità, un 25% di proteine nobili e un restante 5% di carboidrati.

Dieta chetogenica mirata (Targeted Keto Diet, TKD)

è una regime alimentare adatto agli sportivi in quanto presuppone il consumo dei carboidrati prima e dopo il workout. L'assunzione delle proteine avviene a conclusione della performance per facilitare il recupero dei muscoli. A parte questa variante, la percentuale di grassi sani rimane la stessa della dieta precedente.

Dieta chetogenica ciclica (Cyclic Keto Diet, CKD)

specifica per i bodybuilder, questa dieta altera cinque giorni di SKD a due in cui si assumono prevalentemente carboidrati. Si consiglia di evitare questa dieta nel caso non pratichiate un'intensa attività sportiva.

Dieta chetogenica iperproteica

Come dice l'espressione viene incrementato il consumo di proteine di circa il 10% rispetto alla SKD, a discapito dei grassi. Può costituire un valido approccio per perdere peso in modo veloce, a seguito del quale si può continuare con la dieta SKD.

Cos'è il digiuno intermittente?

Astenersi dal cibo è stato fin dall'antichità la scelta migliore per evitare problemi quali sovrappeso, resistenza all'insulina, diabete, etc. anche ai giorni nostri l'utilizzo congiunto della dieta chetogenica e del digiuno consente di utilizzare i grassi e depurare allo stesso tempo l'organismo dalle tossine. L'organismo incomincia a smaltire le proteine quali la beta-amiloide che, in base ad alcune ricerche, può favorire l'Alzheimer. Il corpo si rinnova dopo l'alternanza digiuno-alimentazione e il suo utilizzo deve essere considerato ciclicamente per ottenere i migliori benefici. Non consigliamo di praticare un digiuno severo con solo acqua in quanto tale pratica risulta troppo dura da accettare e libera una notevole quantità di tossine. Meglio allora effettuare un digiuno intermittente in cui non si mangia alcunché per 15-16 ore e si fa il contrario nelle restanti, sempre evitando accuratamente di mangiare tre ore prima di coricarsi per dormire. È facile intuire che questa significa non fare colazione al mattino e passare direttamene al pranzo. Il sacrificio di saltare la colazione risulterà solo un piccolo sforzo consapevole nell'arco della giornata. Un ulteriore modalità di digiuno consiste nell'assumere solo acqua per 24 ore consecutive. Tale scelta è sicuramente più difficile da adottare perché comporta una rinuncia al cibo per più ore consecutive.

Al di là della procedura di cui si intende avvalersi per digiunare, l'evidenza scientifica ci dice che bisogna concentrare l'assunzione di calorie in un ristretto periodo di tempo di modo da accelerare il nostro metabolismo.

Quali sono i benefici del digiuno intermittente?

Il beneficio più palpabile ed immediato è ovviamente la perdita di peso corporeo. Inoltre, dopo un periodo di adattamento, il corpo sentirà meno il bisogno di approvvigionarsi di zuccheri e si ridurrà il senso di fame. Il digiuno intermittente comporta l'aumento dell'ormone della crescita, rinvigorendo la tonicità muscolare. Migliora la vitalità, si riduce l'infiammazione, la quantità di glucosio e lipidi e quindi anche la pressione sanguigna. Anche il cervello ne beneficia, proteggendosi da malattie come il Parkinson. Rallenta generalmente l'invecchiamento dovuto a stress ossidativo. Con il digiuno intermittente si costringe il corpo a ottenere energia non dalla fonte preferita che sono gli zuccheri ma dai grassi, i quali bruciano più lentamente. Ciò eviterà il picco e il calo dell'insulina. Numerosi problemi di salute, quali obesità grave e diabete possono trarre giovamento dalla pratica del digiuno intermittente. Altrettanto beneficio ne traggono i muscoli in quanto si riduce la massa grassa e ciò è particolarmente apprezzato dagli atleti, in quanto si sentono più dinamici al momento della prestazione sportiva.

Il digiuno di questo tipo coadiuva il corpo nella regolazione della sua sensibilità alla leptina ovvero l'ormone che determina la quantità di cibo mangiato in un pasto. Di conseguenza, non avrete più senso di fame oppressivo e imparerete a gestire meglio l'insulina. Per poter potenziare al massimo gli effetti del digiuno è necessario associare l'attività sportiva e evitare uno stile di vita sedentario in quanto nocivo per la salute. Alcuni studi scientifici hanno inoltre dimostrato che tale pratica permette una riduzione del rischio di disturbi cardiovascolari e malattie cardiache. Gli sportivi potranno essere rassicurati da una maggiore produzione di HGH, l'ormone della crescita umana e perciò invecchieranno più lentamente e subiranno meno i danni dei radicali liberi. A livello intestinale, il digiuno discontinuo produce batteri benefici dando maggiore energia e concentrazione. Un'avvertenza importante da tenere a mente è che in questa trattazione si parla di digiuno intermittente e non prolungato. Sono, per quanto ovvio, due cose diverse e il secondo non è in alcun modo raccomandabile se non dietro strettissimo controllo medico. Il digiuno forzoso per periodi di tempo lunghi potrebbe portare a malnutrizione e sottopeso. Anche i bambini e le donne in gravidanza e in fase di allattamento devono essere prudenti in caso di digiuno per evitare danni al feto e seguire il consiglio del ginecologo.

I CHETONI

I composti organici che derivano dall'ossidazione dei grassi sono detti chetoni o acetoni. In particolare, essi sono: l'aceto acetato (AcAc), il beta-idrossibutirrato (BOHB) e l'acetone. Essi sono l'effetto della chetogenesi. Partendo dai grassi si determina l'aceto acetato (AcAc) e successivamente il BOHB. Quest'ultimo è il più presente tra i chetoni ed è quello da cui si ottengono i migliori benefici in termini di riduzione della probabilità di crisi epilettiche e accelerazione del metabolismo. Il BOHB è anche una molecola coadiuvante contro lo stress ossidativo e l'invecchiamento precoce del cervello in quanto può attraversare la barriera ematoencefalica e apportare più del 75% di energia all'organo. In questo contesto, viene ripristinato l'equilibrio metabolico e ormonale e si incrementano le performance mentali e fisiche.

I chetoni vengono prodotti dal fegato partendo dai grassi, dai quali il corpo ottiene l'ATP (adenosine trifosfato). I livelli di ATP prodotto sulla base dei grassi sono superiori a quelli che si ottengono dal glucosio, ovvero bruciando gli zuccheri. In una sola parola, i chetoni si caratterizzano per un'alta efficienza energetica; sono una fonte di energia migliore del glucosio anche se esso è fondamentale per l'esistenza umana. Il nostro organismo è geneticamente progettato per la sua produzione anche quando ne introduciamo poco con un regime alimentare povero di zuccheri. Esso è infatti prodotto con la «gluconeogenesi». Tuttavia, a differenza dei chetoni, la produzione di ATP per il tramite del glucosio, conduce alla presenza dei radicali liberi, con possibili danni ai mitocondri delle cellule. Ne sono sintomi: l'infiammazione cronica, i dolori muscolari, il mal di testa e anche la depressione. I chetoni al contrario non determinano i radicali liberi e quindi sono una forma di carburante per il nostro corpo più efficace ed efficiente e anzi, hanno un effetto antiossidante. Possiamo considerare i chetoni come molecole in grado di spegnere l'infiammazione presente nell'organismo e riportare l'equilibrio a livello cellulare. I chetoni sono inoltre delle molecole di segnale che portano delle preziose informazioni alle cellule, influenzano il sistema immunitario, equilibrano i livelli di colesterolo e la glicemia nel sangue. Anche il sistema nervoso ne trae giovamento, in quanto migliorano concentrazione, memoria, sonno e funzione cognitive.

L'impatto dei chetoni sul DNA

A parte le differenze legate alla tipologia di cellula (cardiaca, muscolare, renale...), ognuna condivide con le altre lo stesso DNA. Ciò che è differente è che ogni cellula in relazione alla sua funzionalità esprime solo quella parte di DNA che le serve.

Nell'ambito dell'epigenetica, la scienza che studia le variazioni fenotipiche ereditabili da una cellula o da un corpo, viene considerato come l'espressione del DNA è impattata dall'informazione che la cellula riceve. Quindi, capiamo bene come lo stato infiammatorio possa recapitare un'informazione erronea e disequilibrare l'organismo. Numerosi sono gli elementi che possono portare conseguenze negative sull'espressione genica: inquinamento, infiammazione, abuso di farmaci, stress. Ci vengono in aiuto i chetoni che accelerano e migliorano il metabolismo, rallentano i processi ossidativi e regolano i cicli circadiani di sonno e veglia. In linea generale, essi rappresentano un fattore di longevità e prevenzione di svariati disturbi.

La relazione tra stress ossidativo e chetoni

Il legame che unisce i chetoni a fattori stressanti è ben collaudato fino dall'antichità. I nostri progenitori erano, infatti, sottoposti a numerosi e svariati fattori stressogeni quali la rigidità degli inverni, la caccia, la carenza alimentare. Di conseguenza, produrre i chetoni significava che il corpo stava vivendo un momento di forte stress tale per cui era necessario contrastare lo stato infiammatorio e attivare il sistema immunitario. I chetoni rappresentano la risposta fisiologica dell'organismo che nel corso dei secoli ha portato ad una sopravvivenza di lungo periodo. Pensiamo alla capacità degli antenati di vivere in condizioni estreme e di avere allo stesso tempo la necessaria chiarezza mentale. La ragione si trova proprio nei chetoni e nel loro funzionamento. Il cervello ha potuto nel tempo aumentare le sue dimensioni ed essere più evoluto, affrontando le numerose sfide che la storia evolutiva ha comportato. Per contro, ai giorni nostri, puntare sulla dieta chetogenica significa ridurre il rischio di demenza senile e rimanere più focalizzati, ovvero preservare le proprie facoltà cognitive. Tutti gli effetti positivi di cui abbiamo parlato finora sono alla portata di tutti in quanto svariate ricerche suggeriscono che si ottengono buone conseguenze con una chetosi nutrizionale ridotta, cioè limitando comunque la presenza di chetoni nel corpo.

Come reagisce il corpo alla chetogenesi?

L'adattamento è una fase strettamente necessaria per ogni cambiamento che si vuole introdurre a livello fisico. Rappresenta di per sé una fase temporanea. Dopo aver ridotto drasticamente i carboidrati, il corpo incomincia una serie di processi che attivano la chetosi nutrizionale. Si va verso un deciso cambiamento del metabolismo. A quattro ore dall'eliminazione dei carboidrati, il glucosio nel sangue si consuma e in 72 la riserva di zuccheri è conclusa. Ovviamente, se si sceglie di digiunare, questi passaggi saranno più repentini mentre una tempistica differente si avrà in caso di regime alimentare chetogenico in quanto, come sappiamo, la percentuale di carboidrati non è zero. A chetosi attivata, il fegato produce i chetoni, viene eliminato l'eccesso di acqua trattenuta dagli zuccheri e essa sono eliminati anche tanti minerali ed elettroliti. Per questa ragione, è necessario reintrodurre acqua nel corpo, bere limone e assumere integratori di minerali come il potassio ed il magnesio. Ciò ridurrà l'affaticamento muscolare e il senso di spossatezza. Per poter gestire efficacemente il cambiamento metabolico, potete aiutarvi bevendo molta acqua calda e limone. In questa fase il fegato produce chetoni e li elimina inizialmente con il respiro (acetone) e le urine (aceto acetato). Un piccolo svantaggio dato dall'attivazione della chetosi nutrizionale è l'alito di acetone, il quale dura ben poco, circa due o tre giorni. A seguire i nostri organi utilizzeranno in modo efficiente i chetoni e ne elimineranno di meno. Dopo solo una settimana, il corpo riacquista flessibilità metabolica e viene meno il senso di fame continua. Cercate di non fare spuntini durante le ore che intervallano il pasto e la cena. Considerate che, benché i primi vantaggi quali il miglioramento dell'umore e del sonno si avranno subito, per altri è necessario un certo tempo per apprezzare i cambiamenti, in particolare l'aumento della resistenza fisica e mentale. Il cheto-adattamento dura, mediamente, in un individuo sano, circa quattro-sei mesi. Un organismo che si è adattato completamente alla chetosi nutrizionale ha un metabolismo performante, al pari degli antenati: si equilibrano i ritmi circadiani, i tessuti si rigenerano rapidamente, spariscono i dolori muscolari, si incrementa la voglia di fare, la memoria, la focalizzazione e la concentrazione.

27

I VANTAGGI E GLI SVANTAGGI DELLA DIETA CHETOGENICA

Prima di addentrarci nei pro e contro della dieta chetogenica, apriamo una piccola parentesi per capire meglio le differenze con altri regimi alimentari a bassa percentuale di carboidrati. Questo confronto risulterà utile per fare la scelta ottimale verso la dieta chetogenica. Due diete molto famose sono infatti la dieta Atkins dall'omonimo dott. Robert C. Atkins e la dieta Paleo, di cui si è già parlato. Per quanto riguarda la prima, essa si caratterizza per un eccessivo consumo di proteine a discapito di carboidrati e appare disequilibrata, con potenziali ripercussioni dannose per la salute. Anche la dieta Paleo, tipica del periodo paleolitico, ha alcuni difetti benché possa considerarsi un punto di partenza per un'alimentazione migliorata. In sostanza, allinea il regime alimentare a quello degli antenati, con l'obiettivo di ridurre il rischio di disturbi di salute legate alla modernità. Nelle ricerche si è assistito infatti a una diminuzione della pressione e dell'obesità grave. Tuttavia, la percentuale dedicata alla proteine è del 38% contro un 39% di grassi. Le proteine sembrano quindi eccessive rispetto ai carboidrati.

Mettendo a confronto la dieta chetogenica alla Paleo e alla Atkins, possiamo dire che la composizione dei macronutrienti è più equilibrata e consente di ottenere numerosi vantaggi, tra cui la diminuzione di peso corporeo. Addentriamoci quindi nei benefici che tale regime alimentare apporta.

Perdita di peso corporeo

Attraverso la dieta chetogenica viene smaltita la riserva di grasso del corpo e questo è un aspetto positivo in particolare per gli obesi gravi. Perché la chetosi nutrizionale possa determinare i suoi effetti è necessario essere effettivamente in chetosi ovvero i medesimi devono essere regolarmente presenti all'interno del sangue. Per verificarlo potete comprare dei test delle urine in farmacia. Ricordatevi inoltre che dieta chetogenica non significa mangiare meno del necessario in quanto il corpo penserà di essere in uno stato di carestia e il metabolismo rallenterà di conseguenza con un meccanismo di difesa. Non mangiate troppe proteine poiché potreste uscire dalla chetosi e far in modo che l'organismo vada in gluconeogenesi. Parimenti, assumete con moderazione i carboidrati considerando che ciò che davvero conta sono i carboidrati netti dati da quelli totali meno le fibre. Preferite broccoli, cavoletti di Bruxelles, cavolo e cavolfiore, nonché mirtilli, lamponi e frutti di bosco. Da non sottovalutare eventuali allergie alimentari o intolleranze tipo quelle a latte, uova o crostacei. Meglio sottoporsi a un controllo medico preventivo per identificare per tempo quegli alimenti da ritenersi pericolosi o che potrebbero aumentare il livello di infiammazione.

Si raggiunge il senso di sazietà più in fretta

Il decremento nel consumo di carboidrati comporta solitamente una riduzione dell'appetito. Si viene liberati dal continuo (ogni due o tre ore) senso di fame opprimente.

Diminuzione dell'insulina nel sangue

Si è ampliamente argomentato come la dieta chetogenica possa aiutare il corpo a gestire meglio i livelli di insulina ed evitare che il problema degeneri in diabete di tipo 2. Una ricerca ha infatti dimostrato come i diabetici possano ridurre i farmaci legati al controllo dell'insulina dopo aver seguito per qualche tempo una dieta chetogenica, sotto controllo medico.

Rinvigorimento dei muscoli

Come già accennato i muscoli traggono vantaggio dalla dieta chetogenica in quanto si riduce la massa grassa. Ricordiamo che i chetoni hanno una struttura non molto differente agli aminoacidi ramificati, necessari per la produzione di massa muscolare.

Consistente diminuzione degli stati infiammatori

L'infiammazione di organi e tessuti è fortemente legata al consumo di zucchero e al suo utilizzo come fonte di energia per l'organismo. Preferire una dieta chetogenica significa dare al proprio corpo una energia migliore, slegata dai radicali liberi secondari e basata sull'utilizzo corretto dei grassi sani. Anche l'infiammazione a livello celebrale si riduce. Non dimentichiamoci che lo studio della dieta chetogenica è iniziato proprio per combattere l'epilessia e le sue manifestazioni. Inoltre, lo stato infiammatorio determina dolore cronico nel lungo periodo e una dieta chetogenica è sicuramente la risposta giusta a questa problematica.

Gli effetti sull'epilessia

La manifestazione dell'epilessia è data dalle convulsioni che affliggono l'organismo. È una malattia neurologica grave che colpisce numerosi individui in tutto il pianeta (circa 65 milioni). Al di là degli episodi più o meno intensi, è un disturbo invalidante che penalizza il soggetto nella vita quotidiana. Normalmente è trattata con farmaci antiepilettici i quali, come è immaginabile, possono avere effetti collaterali di varia natura. La dieta chetogenica può venire in aiuto in caso di epilessia in quanto ricca di grassi sani e scarsa in carboidrati. Anche l'assunzione di vitamina D può risultare un valido aiuto contro eventuali carenze da esposizione solare. Data la gravità dell'argomento, si consiglia di rivolgersi ad un medico specialista per il necessario monitoraggio sugli sviluppi della malattia.

Prevenire l'Alzheimer

Il trattamento di questa gravosa malattia sta risultando particolarmente difficile ed i farmaci attualmente disponibili in circolazione alleviano temporaneamente i sintomi. L'alimentazione può essere ritenuta coadiuvante per prevenire l'insorgere della malattia, in quanto è nota la relazione esistente tra carboidrati netti e la deficienza cognitiva. Non solo quindi la dieta chetogenica sarebbe un aiuto contro il diabete ma anche per rallentare l'invecchiamento celebrale. Ad innescare la spirale negativa è l'insulino resistenza che si attiva nei soggetti che abusano di zuccheri. Per combattere la demenza, dovremo quindi scegliere una dieta fatta di grassi buoni poiché il glucosio ha la capacità di compromettere l'ippocampo e inficiare la memoria a lungo termine. L'insulino resistenza data dalla continua assunzione di zuccheri determina atrofia celebrale, con probabilità di sviluppare l'Alzheimer (un regime alimentare con abbondanza di carboidrati incrementa la possibilità di demenza dell'89%). Lo stesso dicasi per diabete e cancro. Ulteriori studi si sono focalizzati sul microbioma intestinale, il quale ha una funzione importante nel preservare la funzione neuro vascolare. Una dieta chetogenica può diminuire la probabilità di neuro degenerazione e ad essa possono aggiungersi alcuni accorgimenti. Vediamo quali.

- Integrare nella dieta omega-3 EPA e DHA (l'indice omega-3 deve attestarsi oltre l'8% mentre il rapporto tra omega-6/omega-3 deve essere tra 0,5 e 0,3).
- Assumere del magnesio treonato in quanto capace di attraversare la barriera emato-encefalica
- Non mangiare cibi industriali; no anche all'abuso di antibiotici
- Comprate un buon probiotico e assumetelo regolarmente
- Digiunate in modo intermittente
- Praticate attività sportiva meglio se all'aria aperta
- Integrate la dieta con della vitamina D (in particolare ciò è vero per quelle popolazioni più a Nord del pianeta che sono meno esposte al sole e ai suoi effetti)
- Ricordate che nei pesci grassi è sempre presente il metallo pesante come il mercurio e ciò induce la demenza.
- Cucinate le pietanze in padelle di coccio ed evitate le antiaderenti che possono rilasciare alluminio, anche in piccolissime quantità.
- Allontanatevi da campi elettromagnetici quali pc, tablet e telefoni. Ciò in particolare durante le ore di sonno. Le radiazioni determinano la produzione di perossinitriti che danneggiano i mitocondri.
- Dormite almeno otto ore al giorno.
- Siate curiosi e dedicatevi ad attività stimolanti e gratificanti durante la giornata. Questo equivale ad

imparare qualcosa di nuovo ogni giorno in quanto si costituiscono nuove connessioni neurali.

Protezione dal cancro

Lungi dal sostenere che la dieta chetogenica sia la soluzione al cancro, possiamo dire che tale regime alimentare può fungere da coadiuvante alla radioterapia e alla chemioterapia. Tale tesi è supportata dagli studi di Otto Warburg che nel 1931 ha scoperto come alcuni tipi di cancro maligno tendano a nutrirsi di glucosio ma non si adattano ai chetoni come combustibile energetico. Per questo motivo quando i carboidrati vengono sostituiti con i grassi buoni, le stesse iniziano a morire. La dieta chetogenica creerà delle condizioni metaboliche non adatte allo sviluppo tumorale. È un metodo semplice per combattere il cancro e favorire l'omeostasi metabolica in cui abbiamo nel sangue un livello ottimale di chetoni e glucosio.

Nel regime alimentare, ci deve essere una bassa percentuale di carboidrati, 1 grammo di proteine per chilogrammo di massa magra (ovvero circa 50 grammi di proteine al giorno).

I grassi buoni che devono essere invece incrementati sono:

- Frutta secca (noci di Macadamia)

- Avocado

- Tuorlo d'uovo biologico

- Olio d'oliva extravergine

- Olio di cocco

- Noci di cocco

Alcuni studi suggeriscono inoltre che le proteine devono essere ridotte in caso di tumori. Ciò è dovuto alla glutammina, un aminoacido che favorirebbe la crescita tumorale, in aggiunta agli zuccheri. È quindi necessario limitarne il consumo di modo da controllare per via metabolica l'insorgere del tumore.

LA DIETA CHETOGENICA IN PRATICA

Arrivati a questo punto della trattazione, scopriremo insieme come applicare i concetti della dieta chetogenica nel quotidiano.

Il programma si articola in tre fasi distinte:

- Il digiuno intermittente
- L'avvicinamento alla chetosi
- La chetosi ciclica

Fase 1: il digiuno intermittente

Come è stato illustrato nei paragrafi iniziali, tale pratica consiste nel mangiare a pranzo e a cena entro un periodo temporale di 8 ore ed evitare l'assunzione di cibi per le restanti 16. È sempre possibile bere acqua. L'obiettivo è fare in modo che il digiuno intermittente non sia più uno sforzo in quanto vi siete abituati a praticarlo. A seguire, si può iniziare con il regime alimentare chetogenico.

Fase 2: L'avvicinamento alla chetosi

Si tratta di applicare i concetti finora esposti arrivando fino ad avere i chetoni regolarmente presenti nel sangue. Per capire se ciò è vero, è possibile effettuare dei semplici test acquistabili in farmacia.

Quindi:

- Rispettate le percentuali di carboidrati, proteine e grassi
- I carboidrati devono essere assunti fino a 50 gr al giorno e vanno genericamente sostituiti con i grassi buoni
- Le proteine sono limitate a 1 grammo per chilo di massa al dì
- Le verdure che costituiscono le fibre del programma sono da assumersi senza alcuna restrizione ma non eccedendo nelle dosi
- Abolire cereali e lo zucchero di qualunque tipo, anche fruttosio.
- No a oli vegetali polinsaturi molto raffinati

Fase 3: La chetosi ciclica

Arrivati allo stato di chetosi, si può iniziare a praticarla ciclicamente ovvero incrementando o diminuendo i carboidrati una volta a settimana. Un aspetto importante da considerare per chi vuole iniziare la dieta chetogenica è l'approccio mentale con cui si inizia. È necessario comprendere cosa si è soliti mangiare e individuare le vostre cattive abitudini alimentari. A livello consapevole, bisogna togliere dalla dispensa e dalla lista della spesa i cereali, le farine raffinate, lo zucchero, le merendine e i prodotti da forno, gli amidi, il latte, bevande zuccherate e gassate, salse e condimenti diversi dall'olio evo, succhi di frutta industriali, frutta, yogurt dolce, patatine fritte e in busta, piatti congelati pronti. Tenete a mente che è utile calcolare il consumo complessivo di carboidrati totali e soffermarsi a studiare le etichette.

GLI ALIMENTI IDEALI DELLA DIETA CHETOGENICA

Ricordate che è strettamente necessario limitare i carboidrati. A parte questa regola aurea, consideriamo gli alimenti migliori per un regime chetogenico. In questo tipo di dieta non si patirà di certo la fame!

Grassi e oli

I grassi da privilegiare sono quelli contenuti nella frutta secca a guscio non trattata, nell'olio di noce di cocco e in quello evo. Sono il macronutriente più rilevante in termini percentuali. Da cancellare i grassi e gli oli vegetali contenuti nei cibi industriali.

Non tutti i grassi sono consentiti ovviamente. Si ai grassi saturi come quelli presenti nel burro non pastorizzato, nel burro chiarificato e nel lardo/strutto. Ottimi anche i grassi monoinsaturi quali olio d'oliva, di avocado e quello di macadamia. No ai grassi idrogenati e alla margarina.

Alcuni alimenti da preferire sono:

- avocado;

- tuorlo d'uovo (se possibile di uova biologiche);
- noci di Macadamia/noci del Brasile e pecan
- maionese prodotta in casa.
- burro di cocco;
- burro di alta montagna (malga);
- burro di cacao;
- olio di avocado;
- olio di Macadamia
- pesce azzurro e crostacei
- mandorle, pinoli (non troppe)
- Krill
- salmone selvatico
- olio di semi di girasole e olio di mais (non eccedere)
- olio di trigliceridi a catena media (MCT) C8 (comprabile in farmacia, da assumersi da 2 a 3 cucchiai da tavola di MCT al giorno)

Per friggere optate per del burro chiarificato o olio di cocco sono più salutari.

Proteine

Le proteine sono alla base della formazione di legamenti, muscoli, tendini, ossa, tessuti mentre gli aminoacidi sono necessari per la formazione di tutti quegli enzimi, peptidi che assicurano il mantenimento delle funzioni del corpo. L'assunzione delle proteine è differente a seconda dell'età, del sesso e del livello di sport praticato. Quantità maggiori saranno necessarie al bambino nell'ambito della crescita e all'anziano per sostenere i muscoli che invecchiano lentamente. Le proteine che vengono assimilate in modo più efficiente sono quelle di origine animale (uova, pesce, formaggi). Differentemente, i legumi e i cereali hanno proteine di minore qualità. Le proteine determinano inoltre un effetto termogenico che contribuisce ad accelerare il metabolismo. Esse sono importanti anche per il fatto che contribuiscono al senso di sazietà. Tale sensazione viene percepita solo quando l'organismo ha raggiunto il livello di aminoacidi utile per sostenere le sue funzioni strutturali (anabolismo dei muscoli, struttura delle ossa) e funzionali. Per questa ragione, preferite proteine a elevata biodisponibilità (carne e pesce, uova). Comprate solo carne biologica da animali allevati allo stato brado di cui siete certi dell'origine e della tracciabilità. Non eccedete nel consumo di proteine, come già ampliamente spiegato, in quanto, se ne mangiate troppe, può diminuire la produzione di chetoni contro quella di glucosio. Da preferire carne di manzo, maiale (macinata, lombo di maiale, braciole di maiale, filetto) e agnello. Controllate i salumi e gli insaccati poiché possono contenere zuccheri aggiunti. Per il pollame da preferire pollo, quaglia, anatra, fagiano, selvaggina. Vanno bene anche il vitello, la capra, il tacchino. Per il pesce scegliete filetti di merluzzo, di sgombro e pesce azzurro, salmone e trota salmonata. Crostacei e molluschi. Vongole, capesante, cozze e calamari, ostriche, aragoste, granchi. Per le uova, acquistate le biologiche da galline allevate a terra, non quelle derivanti da allevamenti intensivi. Tutte le preparazione sono bene accette: in camicia, strapazzate e bollite. Sbizzarritevi con la fantasia perché cucinare significa anche divertirsi. Attenzione alle lectine, ovvero delle proteine vegetali che si legano allo zucchero presenti in melanzane, pomodori e zucca. Per poter ridurre l'apporto delle lectine è necessario pelare e togliere i semi alla frutta e alla verdura. Cucinare con la pentola a pressione ed evitare le cotture a bassa temperatura.

Le uova

Una parentesi a parte deve essere data alle uova che sono una componente importante della dieta chetogenica. Biologicamente, hanno al loro interno molti nutrienti. Per esempio, nel tuorlo ci sono elevate quantità di vitamine e minerali, nonché proteine di alta qualità e grassi. È un falso mito che il consumo di uova impatti sui livelli di colesterolo. Alcune ricerche dicono che non ci sia nessuna correlazione tra uova e rischio cardiovascolare (infarto o ictus). Il colesterolo è infatti imputabile solo per un 20% all'alimentazione. Il resto è dovuto principalmente allo stress.

Mangiare con una certa regolarità uova e grassi sani migliora i livelli di colesterolo aumentando quelli di HDL e riducendo quelli di LDL e trigliceridi. Le uova sono ricche di vitamine del gruppo B, necessarie per il sistema nervoso, la memoria e le funzioni cognitive in generale. Hanno anche un'azione antiossidante proteggendo la vista. Contengono inoltre della vitamina D e vitamina K2, in grado di prevenire l'osteoporosi, le malattie cardiovascolari e diminuire l'infiammazione. Come ovvio bisogna evitare le uova che derivano da allevamento intensivo dove le galline assumono farmaci e sono alimentate con mangimi e additivi e al contrario scegliere quelle biologiche. La quantità ideale è di tre uova al giorno poiché migliorano lo stato di salute generale se integrate in una dieta chetogenica sana e da animali "felici".

I carboidrati

I carboidrati si dividono in carboidrati netti e fibre. Quindi quando calcolate i carboidrati assunti dovete togliere le fibre, le quali non hanno conseguenze sull'insulina. Esse, al contrario, servono al microbiota e ne stimolano l'efficienza. Sono da escludere dalla dieta: i cereali, i legumi e la frutta. Meglio mangiare la verdura. Preferite frutta quale i frutti rossi (mirtilli, more, fragole, lamponi), il cocco, l'avocado e la frutta secca. Le patate non sono ammesse poiché sono amidi, e perciò simili ai cereali come carboidrati netti.

Anche una quota variabile di carboidrati è contenuta anche nei latticini e nei formaggi.

Verdura

La verdura rappresenta la componente di fibra del vostro regime alimentare. Da privilegiare la verdura a foglia verde. No ai legumi a parte i fagiolini. Alcune verdure sono infatti ricche di zuccheri. Da preferire sono gli spinaci, le erbette, i cavoli, il cavolfiore e i broccoli. Limitare al contrario cipolla, funghi e zucca e aglio, pomodori, melanzane e peperoni. Da eliminare le patate, le carote e le banane.

Latticini

Ricordate che i formaggi da favorire sono quelli stagionati in quanto contengono meno carboidrati. Di conseguenza, siate moderati nel consumo di latticini. Evitate i latticini prodotti industrialmente. Mantenetevi entro i 30 grammi al giorno. Da preferire: Yogurt greco, mascarpone, panna, mozzarella, brie, parmigiano padano o reggiano invecchiato 36 mesi.

Frutta a guscio e semi

Da aggiungere tostati nelle insalate (noci, nocciole, semi di zucca, sesamo nero, di cumino, e di canapa) come fonte di grassi sani. Attenzione a quella frutta a guscio con un elevato contenuto di omega-6. È necessario mantenere un equilibrio tra omega-6 e omega-3. Rinunciate invece alle arachidi, in quanto legumi. No anche ai pistacchi e anacardi. Le farine di mandorle e quelle derivanti da semi possono essere usate come sostitutivo delle farine raffinate in numerosi preparazioni (farina di noce di cocco, di mandorle, da frutta a guscio, da semi).

Bevande

Si berrà molta acqua naturale o frizzante, magari con l'aggiunta di fette di limone o lime. Si alle tisane di tutti i tipi, in particolare al pomeriggio. L'idratazione è particolarmente importante e quindi bisogna bere fino a 2 litri di acqua al giorno. Da eliminare le bevande zuccherate e gassate anche nella loro versione light o dietetica in quanto possono comportare disturbi digestivi, bruciori di stomaco e reflusso esofageo, nonché malattie cardiovascolari.

Attenzione a non eccedere con il caffè a cui non va aggiunto lo zucchero. Il tè è consentito meglio se verde o bianco. Va bene anche il latte di mandorle ma non zuccherato.

In caso dobbiate zuccherare, scegliete la stevia.

Il brodo merita una nota a parte. È un integratore di elettroliti e si deve produrre in casa da ossa di pollo, fagiano, anatra.

Le spezie

Ricordate che le spezie contengono carboidrati e zuccheri; quindi, è giusto non eccedere. Nella dieta chetogenica sono genericamente consentiti:

- sale integrale marino (dell'Atlantico, di Sicilia o di Cervia) oppure sale
- rosa dell'Himalaya

- pepe
- rosmarino
- timo
- origano
- basilico
- coriandolo
- prezzemolo
- peperoncino di Cayenna
- peperoncino in polvere
- cannella
- cumino

Salse e condimenti

Dovete rinunciare a tutte le salse e i condimenti industriali in quanto è sempre possibile che siano stati aggiunti degli zuccheri. Le salse consentite sono:

- senape
- maionese fatta in casa
- rafano
- guacamole
- salsa tonnata

Dolcificanti

Nella dieta chetogenica si deve sempre prestare attenzione a quali dolcificanti si utilizzano in quanto sono ammessi quelli con basso indice glicemico. Sempre consentiti:

- la stevia
- il sucralosio

Una categoria di edulcoranti sono i polioli come lo xilitolo, il maltitolo e l'eritritolo (privo di retrogusto, è estratto dalla frutta e/o noto come E-968). Sono una scelta molto valida perché non impattano sulla glicemia e sull'insulina. Lo Xilitolo e il maltitolo potrebbero creare al contrario alterazioni dell'intestino dando diarrea e dolori. La stevia è più dolce dello zucchero (da 250 a 400 volte in più dello zucchero). Rinunciate a quelle ricette che prevedono edulcoranti chimici come saccarina, aspartame e altre sostanze simili. Esse sono altamente nocive per il corpo.

Le fibre

Sono contenute nella verdura e nella frutta. Si può distinguere la fibra solubile da quella insolubile. La prima determina un senso di sazietà più lungo e normalizza il livello di colesterolo. La seconda riduce il dolore, la stipsi e il gonfiore intestinale. Lo shirataki, sotto questo punto di vista, è un'ottima scelta.

Gli alimenti da eliminare

I seguenti alimenti sono da escludere dalla dieta chetogenica:

- frutta essiccata (albicocche, datteri, prugne, fichi secchi);
- aceto balsamico;
- carote;
- cereali (orzo, avena, riso, miglio, grano, mais) e tutte le farine raffinate e le bevande derivate;
- frutta, a esclusione di avocado, cocco, frutti rossi; melone e anguria (moderatamente);
- legumi (soia inclusa);
- succo d'agave, malto, melassa, miele, sciroppo d'acero.
- patate, patate americane, castagne;
- prodotti conservati e inscatolati o comunque industriali;
- seitan
- grano saraceno, Quinoa, amaranto e farine derivate;
- zucca;
- fiori di cocco, canna.

La dieta chetogenica e l'alcol

A parte l'utilizzo di carboidrati e grassi, il nostro corpo può utilizzare anche l'alcol che, tuttavia, non è benefico. Il consumo di alcolici è sicuramente sconsigliato in quanto le bibite alcoliche contengono etanolo in quale brucia più in fretta dei grassi e degli zuccheri. Tuttavia, è possibile bere un bicchiere di vino o birra una volta alla settimana. Da eliminare in caso di problemi epatici, al fegato e in caso di assunzione di farmaci. Ricordate inoltre che gli alcolici contengono carboidrati e quindi bisogna leggere le etichette attentamente.

Potenziare la dieta con i grassi MCT

Ci sono due tipologie di grassi:

a catena lunga:

- LCT (Long-Chain Triglycerides, trigliceridi a catena lunga)
- LCFA (Long-Chain Fatty Acids, acidi grassi a catena lunga)

a catena media:

- MCT (Medium-Chain Triglycerides, trigliceridi a catena media)
- MCFA (Medium-Chain Fatty Acids, acidi grassi a catena media)

I trigliceridi sono invece tre molecole di grassi legate da una molecola di glicerolo. Quando l'organismo li mobilizza, queste tre molecole di grassi vengono staccate dalla molecola di glicerolo e diventano acidi grassi semplici. Da questi acidi grassi semplici il corpo realizzerà i chetoni. Gli MCT sono lavorati dal corpo molto più rapidamente degli LCT che arrivano al fegato più lentamente. Per essere trasformati in chetoni necessitano della carnitina. Una caratteristica rilevante degli MCT è che non si depositano nel tessuto adiposo e quindi non determinano la formazione di grasso viscerale. È possibile trovare gli MCT nel cocco, nel latte di capra e derivati e nel burro. Tuttavia, potete acquistare distillati di MCT (C8 e/o C10) da inserire nella dieta. Essi si aggiungono al tè, al caffè in quanto sono insapori e inodori.

100 RICETTE PER LA CORRETTA DIETA CHETOGENICA

Colazione

1) Budino ai frutti bosco

Ingredienti per due persone:

- 3 gocce stevia
- 1 di tazza di lamponi
- Succo di limone (almeno un cucchiaio)
- 1 foglio di gelatina

Preparazione:

1) Frulla i lamponi con la stevia e cola il risultato in un colino. Quindi, aggiungi il succo di limone.
2) Unisci i fogli di gelatina e poni su un fuoco dolce per 2 minuti ma continua a mescolare.
3) Ora, versa in uno stampo e lascia in frigo per cinque ore.

2) Tortini con farina di mandorle

Ingredienti per tre persone:

- 3 uova piccole
- Una tazza di mirtilli

- 5 gocce di stevia
- 40 ml burro fuso
- 1 grammo di cucchiaino di lievito in polvere
- 450 ml farina di mandorle
- 2 grammi di sale marino
- 15 grammi di olio evo
- 1 grammo di estratto di vaniglia
- 150 ml di panna

Procedimento:

1) Imposta il forno a 185°C.
2) Ungi la teglia dei tortini con olio.
3) In una terrina, mischia le componenti asciutte con il lievito mentre in un altro contenitore metterai l'uovo, il burro fuso, la vaniglia, la stevia, la panna e i mirtilli.
4) Unisci i due composti molto bene e versa il tutto nelle formine per tortini; cuoci in forno per un quarto d'ora.

3) Panini alle mandorle

Ingredienti per 6 panini:

- 200 grammi di mozzarella per pizza
- 140 grammi di formaggio morbido di tipo spalmabile
- 1 uovo
- 150 grammi di farina di mandorle
- 1 bustina di lievito per preparazioni salate

Procedimento:

1) Fate sciogliere a microonde i due formaggi; completate con i restanti elementi ed impastate.
2) Formate dei piccoli panini e metteteli in forno per un quarto d'ora a 170°C.

4) Cheto caffè

Ingredienti per 4 persone:

- sale q.b.
- 80 grammi di caffè
- 3 compresse di stevia o 8 gocce di quella liquida
- 5 tuorli d'uovo piccole
- 4 cucchiai da tavola di latte condensato
- 1 noce grossa di burro
- 5 ml di estratto di vaniglia
- 16 cucchiai di panna montata

Procedimento:

1) In una terrina, mettete tutti gli ingredienti, (lasciate a parte la vaniglia i tuorli e il latte condensato)
2) Quindi cuocete per un quarto d'ora e mescolate ogni tanto.
3) Levate la pentola dal calore e unite l'estratto di vaniglia.
4) Dividete in 4 tazze ciò che avete ottenuto.
5) Prendete una piccola terrina e sbattete i tuorli. Aggiungete quindi il latte condensato.
6) Dividete quest'ultimo composto nelle 4 tazzine precedenti

7) Servite in tavola

5) Milk-shake al limone

Ingredienti per 1 bicchiere:

- 10 grammi di burro di cacao
- 50 ml di latte di cocco
- 20 grammi di panna da montare
- 1 cucchiaio di mascarpone privo di lattosio
- 1 tazza di ghiaccio
- scorza di limone biologico
- 15 ml di polvere proteica alla vaniglia
- 5 ml di succo di un limone biologico

Procedimento:

1) Frulla gli ingredienti di cui sopra
2) Lava il limone e unisci la scorza

6) Porridge di cocco e lamponi

Ingredienti per una persona:

- 100 millilitri di latte di mandorle senza zucchero
- 2 cucchiai di semi di lino
- Una punta di cucchiaio di cannella in polvere
- 30 grammi di lamponi
- 8 grammi di scaglie di cocco non zuccherate
- 1 cucchiaio di farina di mandorle

Procedimento:

1) Versate tutti gli ingredienti in una ciotola e quindi aggiungete i lamponi.
2) Portate in tavola.

7) Pancake alle fragole

Ingredienti per una persona:

- 2 uova piccole
- 50 grammi di fiocchi di latte
- 50 grammi di panna da cucina
- 20 grammi di fragole
- 1 cucchiaio di polvere di psillio (addensante)
- 10 grammi di burro

Procedimento:

1) Mischia i fiocchi di latte e l'uovo e quindi aggiungi la polvere di psillio. Lascia il composto da parte per 15 minuti
2) In una padella, cuoci a fuoco medio per 4 minuti per lato il composto con del burro fuso.
3) Monta la panna senza zucchero.
4) Servi il pancake unendo panna e fragole fresche.

8) Ciambellone bicolore al caffè

Ingredienti per 10 persone:

- 50 grammi di farina di mandorle
- 50 grammi di farina di cocco

- 150 grammi di eritritolo
- 5 uova
- 200 millilitri di panna fresca
- 75 grammi di burro sciolto
- 2 espresso
- 6 grammi di cacao
- 5 ml lievito

Procedimento:

1) In una ciotola aggiungete le due farine, l'eritritolo, il lievito. Mescolate per amalgamare gli ingredienti
2) Aggiungete ora le uova, la panna ed il burro sciolto. Continuate a girare fino a che non sia bene mischiato
3) In un secondo contenitore, aggiungete 1/3 del composto. A questo aggiungete i 2 espressi ed il cacao e mescolate il tutto.
4) Aggiungete separatamente i 2 composti in uno stampo per ciambellone e unite delle gocce di cioccolato amare.
5) Infornare a 175°C per 40 minuti.

9) Plum-cake chetogenico

Ingredienti per 5 persone:

- 3 uova
- 100 grammi di farina di cocco
- 9 gocce di stevia liquida

- 150 grammi olio di semi
- 200 grammi di farina di mandorle
- 150 millilitri di latte

Procedimento:

1) Dividete i tuorli dagli albumi, montate questi ultimi e teneteli da parte
2) Sbattete i tuorli con la stevia, aggiungete olio a filo e a poco a poco il latte. Non consumatelo tutto ma mettete da parte un poco per la conclusione della ricetta
3) Aggiungete le due farine, mescolate e amalgamate il composto. Terminate con il latte avanzato
4) Imburrate lo stampo da plum-cake e versateci il composto ottenuto
5) Cuocete in forno ventilato per 35 minuti a 195°C

10) Torta con avocado

Ingredienti per 6 persone:

- 250 grammi di farina di mandorle
- 60 millilitri di latte di mandorle
- 1 bustina di lievito per dolci senza glutine
- 100 grammi di uno yogurt greco
- 80 grammi di eritritolo
- 2 uova medie
- 60 millilitri di olio
- 1 avocado

Procedimento:

1) Pulite ed eliminate i semi dall'avocado. Dividete l'albume dal tuorlo e montate a neve
2) In una terrina schiacciate l'avocado maturo, i tuorli, lo yogurt, l'olio e l'eritritolo
3) Quindi unite il tutto e aggiungete il latte di mandorle, poi la farina di mandorle, il lievito e infine l'albume
4) Mescolate sempre in modo da incorporare aria
5) Cuocete in forno per 35 minuti a 180°C.

11) Dolciume al caffè

Ingredienti per una persona:

- 3 cucchiai da tavola di farina di mandorle
- Una punta di cucchiaio da tavola di lievito in polvere
- 1 cucchiaio di Eritritolo
- 40 grammi di caffè
- 1 uovo da galline allevate a terra

Procedimento:

1) Unisci tutti gli elementi e crea una sorta di pastella
2) Mettila in pirottini e inforna per 10 minuti fino a cottura ultimata a 190°C

12) Frittata con pomodorini

Ingredienti per due persone:

- 130 grammi di pomodorini

- 80 grammi di formaggio feta a piccoli pezzetti
- 5 uova
- 10 grammi di basilico tritato
- 8 grammi di erba cipollina
- 5 grammi di burro
- 1/2 cipolla tritata
- Sale
- Pepe

Procedimento:

1) Metti il burro a sciogliere in una casseruola a fuoco dolce. Fai soffriggere la cipolla
2) In una terrina, sbatti le uova, basilico, l'erba cipollina, pepe e sale
3) Quando la cipolla sarà appassita, componi la frittata. Mettila sul piatto e guarnisci con pomodorini e il formaggio a pezzi.

13) Biscotti al cocco

Ingredienti per due persone:

- 5 gocce di stevia
- 60 grammi di farina di cocco
- 0,2 grammi di bicarbonato
- 0,4 grammi di cannella in polvere
- 4 uova piccole
- 45 grammi di olio di cocco
- 1 millilitro di essenza di limone

Procedimento:

1) Portate il forno alla temperatura di 185°C, coprite con carta forno una teglia

2) In una terrina, mischiare i componenti secchi. Metteteci quindi le uova, l'olio di cocco e l'essenza di limone o mandorla, mescolate bene

3) Adagiare sulla teglia l'impasto con un cucchiaio. Cuocere in forno fino a quando i biscotti non saranno leggermente dorati

4) Lasciare raffreddare per 40 minuti sulla teglia e quindi servire.

14) Panna cotta al cioccolato

Ingredienti per 4 persone:

- 350 grammi di latte di cocco
- 2 cucchiaio di cacao amaro
- 2 fogli di gelatina per 10 grammi
- mezzo cucchiaio di eritritolo
- 9 gocce di stevia
- Pizzico di vaniglia in polvere

Procedimento:

1) Ammollate i fogli di gelatina con l'acqua fredda per dieci minuti

2) Quindi mettere la metà del latte di cocco in una terrina insieme all'eritritolo e alla stevia

3) Cuocere a fiamma bassa mescolando il composto in continuazione

4) Aggiungere il cacao e la vaniglia. Prima dell'ebollizione, togliere dal fuoco e aggiungere la gelatina strizzata. Mescolare e quindi aggiungere il resto del latte di cocco e mescolare

5) Versare il composto in 4 formine di alluminio o vetro e metterle in frigo per 6 ore

6) A seguire sformare i pirottini in un piattino.

15) Meringhe di albumi

Ingredienti per due persone:

- 150 grammi di albume
- 7 gocce di stevia
- Cannella in polvere a piacere
- Cacao amaro in polvere

Procedimento:

1) Montare gli albumi a neve e unite la stevia, la cannella o il cacao

2) Adagiate delle cucchiaiate sulla teglia del forno

3) Cuocete a forno ventilato per un quarto d'ora a 190°C.

Pranzo

16) Insalata di Totani con Zucchine

Ingredienti per quattro persone:

- Origano essiccato
- 450 grammi di totani
- 2500 g di zucchine
- 30 g di ravanelli
- Sale
- 1 limone non trattato
- 1 rametto di prezzemolo
- sale q.b.
- 3 cucchiai di olio evo

Procedimento:

1) Pulite i totani dalle parti interne e tagliateli a rotelle insieme con i tentacoli.
2) Fate una dadolata di zucchine dopo averle lavate. Lessate i totani in una pentola con acqua per 13 minuti da quando inizia a bollire.
3) A 2-3 minuti prima della conclusione della cottura, aggiungete i dadini di zucchine.
4) Scolate il tutto e lasciate raffreddare. Nel frattempo, fate i ravanelli a fettine. Spremete un limone e tenete da parte la buccia grattugiata.

5) Prendete una terrina molto capiente e mescolate tutti gli ingredienti, condendo con il limone, la buccia grattugiata, l'origano essiccato, il prezzemolo sminuzzato, le spezie e l'olio.

6) Lasciate riposare in frigo e servite a temperatura ambiente.

17) Lasagne di zucchine con ragù bianco ai funghi

Ingredienti per tre persone:

- 250 grammi di carne di Maiale macinata
- 180 grammi di panna da cucina
- 3 cucchiai di olio di oliva
- 2 teste di aglio
- Sale e Pepe
- 350 grammi di zucchine
- 230 grammi di funghi Champignon
- 50 grammi di parmigiano

Procedimento:

1) Con la zucchina realizzate delle fette di circa mezzo centimetro e metterle da parte.

2) Preparate una terrina da mettere in forno e ungete la superficie

3) Cuocete il ragù in una padella con un cucchiaio d'olio, salando e pepando e aggiungendo spezie a piacere.

4) A fine cottura, aggiungete la panna al ragù preparato.

5) Nella teglia, iniziate a formare degli strati alternati di zucchine e condimento.

6) Completate il tutto coprendo di parmigiano grattugiato.

7) Mettete in forno ventilato a 170°C per 35 minuti.

18) Peperoni ripieni con uova e caprino

Ingredienti per due persone:

- 2 Peperoni gialli
- 120 grammi di formaggio di capra
- 2 Uova biologiche
- Olio Extravergine d'Oliva
- Sale e Pepe a piacere

Procedimento:

- Pulite i peperoni sotto acqua corrente.
- Tagliate la testa del peperone e pulite l'interno togliendo i semi
- Sulla base dei due peperoni adagiate il formaggio di capra tagliato a dadini
- Ponete all'interno dei peperoni le uova cercando di non romperle, quindi salate e pepate.
- Mettete a 200°C in forno ventilato per 25 minuti circa. Provate la cottura con uno stuzzicadenti sul peperone.

19) Cheto Cordon Bleu

Ingredienti per quattro persone:

- 500 grammi di petto di pollo
- 60 grammi di groviera
- 60 grammi di prosciutto cotto
- 2 uova medio- grandi
- farina di mandorle
- sale e pepe

Procedimento:

1) Tagliate i petti di pollo a metà e create una tasta in ogni fetta.
2) Unite il groviera e il prosciutto insieme e fate un ripieno da inserire nella tasca creata precedentemente.
3) Ripetete l'operazione per quattro persone in relazione alle porzioni.
4) Passate il petto di pollo farcito nell'uovo sbattuto e impanate con la farina di mandorle.
5) Cuocete al forno fino a quando non saranno dorati o in padella con poco olio evo.

20) Piccoli toast chetogenici

Ingredienti per due persone:

- La polpa di due avocado
- 6 cucchiai di cocco grattugiato tostato
- 6 cucchiai da tavola di latte di cocco in scatola

- 2 cucchiai di proteine in polvere derivanti dalla canapa
- 4 cucchiaini di spirulina macinata
- Una trentina di fette di cetriolo
- Sale
- pepe

Procedimento:

1) In una ciotola capiente unite l'avocado, la spirulina, il sale, il pepe, il latte di cocco e le proteine.
2) Con una forchetta, schiacciate per rendere il tutto amalgamato. Mettete con un cucchiaio il composto sulle fettine di cetriolo e spolverate con cocco e pepe nero.

21) Shirataki con pesto di basilico e tonno

Ingredienti per due persone:

- Una confezione di shirataki (circa 60 grammi)
- Pesto fatto in casa
- 80 grammi di tonno al naturale

Procedimento:

1) Cuocete gli shirataki secondo quanto indicato comunemente sulla confezione, unite del buon pesto fatto in casa da voi e il tonno scolato.

22) Shirataki con vongole

Ingredienti per una persona:

- 80 grammi di Shirataki
- 250 grammi di vongole con guscio
- Aglio a piacere
- Olio extravergine di oliva
- 10 grammi di prezzemolo
- Sale a piacere

Procedimento:

1) Pulire le vongole sotto acqua corrente e nel frattempo far rosolare l'aglio.
2) Aggiungere le vongole e cuocere fino a quando non saranno aperte.
3) Portare a bollore l'acqua. Lessare gli shirataki e condite con il sugo di vongole e il prezzemolo finemente tritato.

23) Zucca al forno con parmigiano, salvia e mandorle

Ingredienti per quattro persone:

- 1 zucca di circa 1,5kg
- 60 grammi di olio evo
- pepe
- 70 grammi di mandorle
- 2,5 grammi di sale

- 10 foglie di salvia fresca
- Timo
- 15 grammi di prezzemolo
- 90 grammi di Parmigiano grattugiato fresco

Procedimento:

1) Lavare la zucca, tagliatela in due metà e mettetela su una teglia. Mettete in forno per 25 minuti a 180C, quindi lasciar raffreddare la zucca, pulirla dai semi e farla a pezzi grossi.
2) Mettere la zucca in forno a 220°C.
3) Aggiungere l'olio, il prezzemolo e le altre spezie e mescolare bene.
4) Fare uno strato di zucca coperta da carta da forno e copri con mandorle, salvia e parmigiano.
5) Infornare per 12 minuti fino a che il formaggio non sarà sciolto.

24) Spinaci filanti con provola

Ingredienti per due persone:

- 500 gr spinaci
- un filo d'olio evo
- sale fino q.b.
- pepe nero a piacere
- 125 grammi di provola dolce

- 3 sottilette

Procedimento:

1) Pulire bene gli spinaci. Vanno bene anche quelli in busta. Prendere una pentola, scaldare un filo d'olio e unire gli spinaci.
2) Salare, pepare e cuocere per 16 minuti. Eventualmente coprire con un coperchio.
3) Prendere poi la provola dolce, eliminate la buccia esterna e tagliatela a cubetti.
4) Mettete in pentola anche la provola a cubetti e le sottilette tagliate. Quindi mescolate il tutto e trasferite in un piatto. Servire tiepidi.

25) Puntarelle con acciughe

Ingredienti per due persone:

- 470 grammi di puntarelle pulite
- Aceto
- 20 grammi di olio evo
- 1 spicchio d'aglio
- 45 grammi di acciughe salate sott'olio
- pepe

Procedimento:

1) Pulite bene le puntarelle e fatele a strisce. Quindi, in una ciotola, copritele per un'ora con acqua e ghiaccio.

2) Tritate l'aglio e le acciughe e aggiungete olio, aceto e pepe.

3) Scolate le puntarelle e condite con il composto.

26) Frittata di asparagi

Ingredienti per cinque persone:

- 1 Cipolla
- 600 grammi di asparagi
- olio d'oliva (un filo)
- pepe a piacere
- prezzemolo
- sale
- 4 Uova medie
- 30 grammi di parmigiano

Procedimento:

1) Per iniziare la preparazione di questo piatto preparate degli asparagi.

2) Privateli della parte più dura del gambo e poi pelateli usando un pelapatate. Cercate di tenere le punte integre per poter rendere la propria frittata più bella da vedere.

3) Cuocete gli asparagi in abbondante acqua salata per 15 minuti, così che siano ben ammorbiditi.

4) Quindi scolateli e fateli raffreddare.

5) Sbattete in una terrina le uova con sale e pepe. Unite anche il formaggio grattugiato, una cipolla grattugiata

molto finemente, del prezzemolo tritato, gli asparagi e mescolate bene il tutto.

6) Versate in un contenitore da forno e cuocere per 20 minuti a 190°C.

27) Rotolo di frittata con prosciutto e scamorza

Ingredienti per quattro persone:

- Pepe nero
- 5 Uova medie
- Sale
- 30 grammi di burro
- 20 grammi di latte intero
- Ulteriori 20 grammi di burro
- 20 grammi di Farina 00
- Sale fino q.b.
- Noce moscata da grattugiare q.b.
- 170 grammi di Prosciutto cotto
- 170 grammi di Scamorza affumicata
- Grana Padano
- Pangrattato 2 cucchiai

Procedimento:

1) Preparate la besciamella secondo la ricetta classica. In una piccola terrina preparate le frittate sbattendo le uova con sale e pepe.

2) Fate sciogliere metà parte del burro in una padella, versandovi metà del composto di uova preparato.

3) Cuocete questo composto da entrambi i lati e quando la frittata sarà pronta. Fate lo stesso anche per la seconda metà del composto.

4) Su ogni frittata spalmate la besciamella e metteteci le fette di prosciutto di Praga, quindi le fette di scamorza affumicata.

5) Arrotolate la frittata strettamente e preparate la seconda nella stessa maniera. Avvolgete i rotoli in carta di alluminio e poneteli un'ora in frigo.

6) Quindi tagliateli a fette di circa 1 cm. Create 4 monoporzioni e cospargetele di pangrattato. Ponete in forno a 180° sotto il grill, un quarto d'ora.

28) Tomini in crosta di zucchine

Ingredienti per quattro persone:

- 4 tomini
- 4 zucchine
- rosmarino e menta fresca
- olio d'oliva q.b.

Procedimento:

1) Lavate bene le zucchine poi tagliatele a fettine sottili.
2) Coprite i tomini con le fettine di zucchine e condite con rosmarino o foglie di menta finemente tritate.
3) Cuocete i tomini in una padella antiaderente a fiamma bassa per una decina minuti con un filo d'olio.

29) Petto di pollo al brie

Ingredienti per quattro persone:

- 500 grammi di petto di pollo
- 90 grammi di brie
- ½ bicchiere di aceto balsamico
- 3 cucchiai di olio evo
- Erba cipollina
- Sale.
- Pepe nero a piacere

Procedimento:

1) Salate le fettine di pollo.
2) Scaldate l'olio evo in una grande padella e unitevi il pollo per farlo rosolare in modo uniforme.
3) Quindi, tagliate il brie a cubetti. Quando il pollo sarà dorato, aggiungete l'aceto balsamico e fate ridurre sempre a fiamma molto vivace.
4) Aggiungete i pezzetti di brie, coprite di nuovo la padella e fate cuocere per pochi minuti.

5) Servite il petto di pollo la brie unendo l'erba cipollina tritata.

30) Petti di pollo al latte

Ingredienti per quattro persone:

- 500 g di petto di pollo tagliato a fettine sottili
- ½ cipolla
- farina 00
- vino bianco secco
- 180 ml di latte
- olio extravergine di oliva
- prezzemolo
- sale e pepe nero

Procedimento:

1) Lavare il prezzemolo e tritarlo finemente. Tritare anche la cipolla. Mettere da parte.
2) Salare le fettine di carne ed infarinarle leggermente. In una padella con l'olio, rosolare la cipolla dolcemente. Unire il petto di pollo infarinato.
3) Farle rosolare qualche minuto. Sfumare con vino bianco e farlo evaporare del tutto.
4) Ora aggiungere il latte e concludere la cottura. Aggiungere il prezzemolo, sale e pepe. Servire.

31) Medaglioni di filetto di maiale alla pancetta

Ingredienti per quattro persone:

- 1 kg di filetto di maiale
- 230 gr di pancetta a fette sottili
- 20 gr di burro
- Olio Evo
- Rosmarino
- Sale, pepe

Procedimento:

1) Ripulire il filetto dal grasso eventuale e tagliarlo a fette di circa 2 cm.
2) Mettere una fettina di pancetta attorno ad ogni fetta di filetto e fissarla con dello spago da cucina.
3) In padella capiente sciogliete il burro e aggiungete l'olio, quindi il rosmarino.
4) Far cuocere a fiamma alta per 3-4 minuti senza mai toccare la carne, su entrambi i lati.
5) Togliere la carne dal fuoco, salare, pepare, aspettare qualche minuto affinché i succhi si stabilizzino.
6) Servire senza spago.

32) Friarielli e salsiccia in padella

Ingredienti per quattro persone:

- 4 salsiccia
- 300 grammi di friarielli
- ¼ di testa di aglio
- vino bianco
- olio evo
- sale
- peperoncino

Procedimento:

1) Pulite e lavate i friarielli. Cuocete le salsicce in una padella antiaderente. Bucherellatele così da farle cuocere per bene.
2) Proseguitela cottura per circa 6 minuti ed a questo punto sfumate con il vino bianco e continuate per altri 10 minuti.
3) Nel frattempo, rosolate l'aglio in una padella con molto olio evo, poi aggiungete i friarielli. Regolate peperoncino e sale e coprite con un coperchio fino a cottura della verdura.
4) Prendete, quindi, le salsicce ed aggiungetele in padella ai friarielli. Eliminate quindi l'aglio e servite.

33) Tortino di spinaci

Ingredienti per quattro persone:

- 7 uova medie
- 250 grammi di spinaci freschi

- 1/4 tazza di cipolla fresca
- 200 grammi di groviera a scaglie
- 1 cucchiaio di burro
- 200 ml panna
- 200 ml latte di cocco
- Sale e pepe

Procedimento:

1) In un contenitore, mischia gli ingredienti e tieni da parte solo il formaggio. Trasferisci in una teglia unta di olio e cospargi di formaggio.
2) Fai cuocere in forno per 30 minuti a 180°C.

34) Asparagi e funghi

Ingredienti per due persone:

- 500g di asparagi
- 50 ml d'acqua
- 3 cucchiai di olio evo
- 10 funghi affettati
- Sale e Pepe

Procedimento:

1) Fai un emulsione di olio e acqua e in una casseruola, aggiungi i funghi e gli asparagi, salali e cuocili per 20 minuti.
2) Regola di sale e pepe.

35) Insalata fantasia di cetrioli

Ingredienti per due persone:

- 200 grammi di groviera a pezzetti
- 2 grammi di erba cipollina
- 2 cetrioli tagliati a fette
- 2 pomodori, sminuzzati
- Mezza cipolla affettata

Procedimento:

1) Metti tutto in un'insalatiera e mescola.

36) Insalata di broccoli e cavolfiore

Ingredienti per una persona:

- Testa di broccolo
- 1 testa di cavolfiore
- 100 grammi di bacon
- 3 pomodori a pezzetti
- 1 cetriolo a pezzetti
- ½ cipolla rossa
- 2 grammi di origano
- Maionese
- Sale
- Olio e aceto

Procedimento:

1) Taglia la verdura a pezzetti.
2) Cuoci in acqua bollente per circa 5 minuti. Successivamente fai raffreddare.
3) Mescola il tutto.
4) Se metti la maionese, puoi omettere l'olio.

37) Salmone al forno

Ingredienti per una persona:

- 2 filetti di salmone
- ½ testa di aglio tritata
- 70 ml di olio
- 5 grammi di basilico essiccato
- pepe nero
- sale
- 1 limone
- 5 grammi di prezzemolo tritato

Procedimento:

1) Mischia l'aglio tritato, con l'olio, le spezie, il limone e il prezzemolo.
2) Spalmare la marinatura sui filetti di salmone e lasciar marinare in frigo per 60 minuti.
3) Coprire il salmone con la marinatura e cuocere per circa 40 minuti in forno a 180°C.

38) Insalata di pollo

Ingredienti per una persona:

- 200 grammi di pollo alla piastra
- aglio sminuzzato
- 30 grammi di maionese
- un cucchiaio di senape
- sale e pepe
- insalata
- un gambo di sedano
- una cipolla rossa
- 2 cucchiai di prezzemolo
- un uovo sodo
- 2 grammi di aneto

Procedimento:

1. Tagliare finemente il gambo di sedano, la cipolla e il prezzemolo.
2. Mettere il tutto in una insalatiera da portata e mixare all'uovo sodo, l'aneto, l'aglio sminuzzato, la maionese e la senape.
3. Salare e pepare.
4. Preparare il pollo alla piastra e farlo a pezzi.
5. Adagiarlo nell'insalatiera con il condimento e l'insalata.

Cena

39) Avocado al forno con pancetta

Ingredienti per due persone:

- 1 avocado
- 4 fette di pancetta
- 30 g di formaggio grattugiato

Procedimento:

1) Dividete l'avocado in due metà che riempirete con il formaggio e avvolgerete con la pancetta.
2) Cuocete per 15 minuti a 190°C.

40)Salmone cajun al forno

Ingredienti per quattro persone:

- 4 filetti di salmone
- 1 cucchiaino di timo, essiccato
- 1 cucchiaino di spezie cajun
- ½ cipolla, affettata
- 2 peperoni, gialli e rossi, a strisce
- Sale marino e pepe a piacere
- 3 cucchiai di olio d'oliva, nativo
- 2 cucchiaini di paprika
- 1 spicchio di aglio

Procedimento:

1) Adagia sulla teglia le cipolle, i peperoni e l'aglio sulla teglia. Salare e pepare e aggiungere dell'olio d'oliva.
2) Metti tutte le spezie in una ciotola e mescola insieme.
3) Adagia i filetti di salmone su una teglia e copri con il composto.
4) Cuocere il tutto per 20-25 minuti a 200°C.

41)Spiedini di gamberi piccanti

Ingredienti per sei persone:

- 500 g di gamberi
- 30 g olio evo
- Sale marino e pepe
- 2g di paprika in polvere
- 2g cipolla in polvere
- origano essiccato q.b.
- 2g aglio in polvere
- 2 limoni, affettati

Procedimento:

1) Metti tutte le spezie in una terrina e mescola insieme.
2) Poni i gamberi con l'olio in una ciotola e unisci la miscela di spezie.
3) Costruisci degli spiedini con i gamberi. Metti in forno per un quarto d'ora a 180°C.

42) Bombette salate di ricotta

Ingredienti per 50 bombette:

- 180 grammi di ricotta fresca
- 130 grammi di mortadella affettata sottile
- 50 gr di pecorino
- 60 gr di parmigiano reggiano
- Pepe a piacere
- 150gr di pistacchi tritati

Procedimento:

1) Mixate la ricotta con gli altri formaggi grattugiati. Tritate la mortadella a giungetela alla ricotta con il pepe. Fate un composto morbido.
2) Intanto tritate i pistacchi; con due cucchiai fate le palline che rotolerete nella granella. Inseriteli nei pirottini.

43) Melanzane con scarola

Ingredienti per una persona:

- 1 melanzana
- 125 grammi di robiola o formaggio spalmabile
- ½ scarola
- Sale, peperoncino, olio evo
- 1 spicchio d'aglio

Procedimento:

1) Fate delle fette con le melanzane ma non troppo sottili e spennellate con dell'olio.

2) Cuocetele in forno a 185°C per 25 minuti. Ora, tagliate a cubi la scarola e in una pentola a parte, rosolatela con l'aglio, l'olio, il sale e il peperoncino.

3) Su ogni melanzana ponete la scarola, un cucchiaio di robiola e arrotolate.

44) Cavolo cappuccio con scalogno

Ingredienti per quattro persone:

- 1 Cavolo cappuccio bianco
- 3 Scalogni
- 40 ml Olio extravergine d'oliva
- 60 grammi di Provola
- 50 grammi di Prosciutto cotto
- 35 grammi di noci
- Sale

Procedimento:

1) Pulite il cavolo cappuccio e fatelo a fette. In una teglia, adagiate il cavolo e condite con un filo d'olio. Condite con gli scalogni, l'olio, il sale e il pepe.

2) Infornate a 230°C, per 20 minuti.

3) Intanto fate in piccoli pezzi il prosciutto e tagliate a cubetti la provola.

4) Adagiate il prosciutto sulle cipolle, la provola, le noci e finite la cottura per 5 minuti.

45) Feta arrosto al sesamo

Ingredienti per due persone:

- 250 grammi di Feta
- Semi di sesamo
- Semi di papavero
- sale, pepe, olio extravergine di oliva

Procedimento:

1) Dividete la feta in quattro parti. Asciugate le fettine di feta. Spennellatele di olio. Cospargete quindi con semi di sesamo e di papavero e mettetele in una pirofila.
2) Infornate a 190°C per 15 minuti. Sfornate, lasciate raffreddare il formaggio finché torna solido.

46) Zuppa di menta e avocado

Ingredienti una persona:

- 1 avocado a pezzi
- 16 cucchiai di latte di cocco
- 23 foglie di menta fresca
- 2 foglie di lattuga
- 1 cucchiaio di succo di lime

- Sale

Procedimento:

1) Metti tutti gli elementi nel frullatore e mixali insieme.
2) Versa il tutto dividendolo per porzioni e mettilo in frigo per un quarto d'ora.
3) Mescola nuovamente prima di servilo.

47) Cavolfiore ai formaggi

Ingredienti per due persone:

- 600 g di cavolfiore
- 200 g di ricotta
- Mezza confezione di feta a pezzetti
- 10 ml di crema di formaggio
- Sale e pepe q.b.

Procedimento:

1) Mixa gli ingredienti in un contenitore da forno e cuoci per 35 minuti a 220°C.

48) Insalata pomodori e mozzarella

Ingredienti per due persone:

- aceto balsamico q.b.
- 2 Mozzarelle fresche

- Basilico fresco
- 6 pomodori
- Sale
- Pepe

Procedimento:

1) Fai restringere l'aceto balsamico in una padellina per qualche minuto. Componi l'insalata di pomodori e mozzarella e versaci l'aceto, sale e pepe.

49) Insalata di feta

Ingredienti per una persona:

- 2 filo di olio evo
- 2 grammi di origano
- 1 cetriolo a pezzetti
- 7 pomodorini a cubetti
- 3 cucchiai di aceto
- 50 grammi di feta a pezzi
- 6 olive verdi
- aglio in polvere q.b.
- Sale e pepe

Procedimento:

1) Componi l'insalata di feta con gli ingredienti sopra indicati e gusta.

50) Cavolfiore al peperoncino

Ingredienti per due persone:

- Mezza tazza di pomodori a cubetti
- 2 grammi di concentrato di pomodoro
- 1 grammo di sale
- 200 grammi di funghi a pezzetti
- Un filo di olio d'oliva
- ½ testa d'aglio sminuzzata
- 250 g di cavolfiore
- 1 grammo di pepe
- Mezza cipolla, sminuzzata
- 2 grammi di paprika
- 1 grammo di cumino

Procedimento:

1) Fai in modo che il cavolfiore venga tritato creando quasi del riso.
2) In un tegame, scalda l'olio d'oliva. Rosola cipolla e aglio.
3) Aggiungi insieme il riso di cavolfiore e i funghi e cuoci per 15 minuti.
4) Metti le spezie, quindi i pomodori ed il pomodoro e mischia il tutto.
5) Cuoci per 15 minuti.

51) Vellutata di zucchine

Ingredienti per due persone:

- 5 zucchine medie
- 4 cucchiai di olio
- 1 e 1/2 cipollotto
- 2 cucchiai di panna
- Menta
- Basilico
- Sale
- pepe

Procedimento:

1) Pulire e affettare molto finemente il cipollotto. In un tegame capiente versare 2 cucchiai di olio evo, mettere il cipollotto e farlo soffriggere per qualche minuto a fuoco basso.
2) Quindi, pulire le zucchine, tagliarle a cubi e inserirle nel soffritto. Unire 1⁄2 bicchiere di acqua calda e salare. Cuocete per circa 13 minuti.
3) Spegnere il fuoco, aggiungere la panna e frullare a immersione per ottenere una vellutata.
4) Completare con una fogliolina di menta e basilico.

52) Zuppa di verdure

Ingredienti per quattro persone:

- 250 g di cavolo cappuccio bianco
- 280 g di bietola
- 150 g di pancetta fresca di maiale tagliata a dadini
- 2-3 rametti di timo
- 140 g di porro
- 1 costa di sedano
- 1 litro di brodo di carne non sgrassato oppure brodo vegetale
- sale
- 2 cucchiai di burro

Procedimento:

1) Pulire le verdure. Tritare la bietola e il cavolo cappuccio. Affettare il porro e il sedano.

2) Far sciogliere il burro in un tegame antiaderente, mettere il trito di porro, il sedano, le foglioline di timo e la pancetta e far appassire per circa 5 minuti.

3) Unire la bietola e il cavolo cappuccio. Ultimate la cottura. Versare il brodo, salate e portare a ebollizione. Cuocere a fiamma basso per 25-30 minuti.

53) Cheto seppioline con asparagi

Ingredienti per una persona:

- 230 g di seppie
- 220 g di asparagi
- 1 ciuffo di prezzemolo

- 1 spicchio di aglio
- peperoncino a piacere
- 1 cucchiaino di olio evo
- 1-2 mestoli di acqua bollente
- Sale

Procedimento:

1) Pulire le seppie e fatele a strisce sottili. Rosolare l'aglio con dell'acqua e olio evo a fuoco basso. Metteteci le seppie e lasciarle scottare per 45 minuti aggiungendo di tanto in tanto dell'acqua calda.

2) A parte, scaldate gli asparagi lavati e tagliati per circa 10 minuti.

3) Mettete gli asparagi cotti nella padella delle seppie e concludete la cottura. Salate e aggiungete il peperoncino ed il prezzemolo tritato.

54) Burgers Chetogenici di Tonno e Salmone

Ingredienti per sei persone:

- 100 grammi tonno al naturale sgocciolato
- 100 grammi salmone al naturale sgocciolato
- 1 uovo medio
- q.b. cumino, zenzero, curry o spezie preferite
- q.b. basilico o menta

- 30 g parmigiano
- Sale e Pepe

Procedimento:

1) Poni tutti gli ingredienti in un mixer.
2) Componi 6 parti da circa 50 grammi e cuoci in forno 10 minuti a lato a 220ºC.

55) Insalata di manzo ai frutti rossi

Ingredienti per due persone:

- 350 grammi di controfiletto di manzo
- 1 avocado
- 1/2 limone
- 200 grammi di misticanza
- 130 grammi di mirtilli freschi
- 1 grammo di sale
- olio evo

Procedimento:

1) In una terrina unire il limone, l'olio ed il sale e create un'emulsione.
2) Pulire i mirtilli. Tagliare l'avocado a dadini. Lavare accuratamente la misticanza e asciugarla bene.
3) In un tegame antiaderente cuocere con l'olio il controfiletto di manzo a fuoco medio, 2-3 minuti per lato.

Mettere la carne su un tagliere, farla riposare per 5 minuti, quindi tagliarla a fettine. Salare.

4) In un'insalatiera aggiungere la misticanza, l'avocado, i mirtilli e il condimento. Mixare bene, quindi metterci sopra le fette di carne.

56) Polpette di Totani con pistacchio al forno

Ingredienti per 10 polpette:

- 270 g totani puliti
- 1 uovo medio
- 20 grammi burro di pistacchi
- 15 grammi di grana padano
- 10 grammi succo di limone
- q.b. sale
- q.b. pepe
- scorza di limone
- menta
- basilico
- 1 pizzico zenzero
- 1 pizzico curry

Procedimento:

1) Porta il forno a 200 ºC. Mixa insieme tutti gli ingredienti e crea delle piccole polpette che ricoprirai con i pistacchi.

2) Inforna per circa 15/20 minuti.

57) Cavolo nero cremoso

Ingredienti per due persone:

- 2 giri di olio di cocco
- 1 pizzico di sale
- 1 scalogno sminuzzato
- zenzero fresco grattuggiato, q.b.
- 500 grammi di foglie di cavolo nero toscano
- 200 ml di latte di cocco

Procedimento:

1) Scaldate la pentola e versate l'olio. Metteteci lo scalogno e lo zenzero; cuocete mescolando per 1 minuto. Aggiungete il cavolo e il sale, cuocete mescolando per altri 2-3 minuti.
2) Aggiungete il latte, coprite e cuocete per altri 2-4 minuti, fino a far ammorbidire il cavolo. Aggiungete anche il condimento al cocco e mangiate.

58) Uova al tegamino in avocado (ideale anche a colazione)

Ingredienti per una persona:

- Avocado

- 1 uovo medio
- Sale e pepe

Procedimento:

1) Riscaldare il forno a 200 °C.
2) Tagliare a metà l'avocado e togliere un po' di polpa dalla metà senza nocciolo.
3) Rompere l'uovo in una tazza e versarlo con attenzione nell'avocado.
4) Cuocere al forno per 15-20 minuti. Condite a sale e pepe.

59) Chips di parmigiano e avocado

Ingredienti per 10 pezzi:

- 40 g avocado
- 50 g parmigiano grattugiato
- Pepe

Procedimento:

1) Schiacciare con una forchetta la polpa di avocado, aggiungere un pizzico di pepe ed aggiungere il parmigiano grattugiato.
2) Fare 10 gruppetti di composto ben distanziati su di una placca con carta da forno e fare dei cerchi.
3) Mettere in forno a 220°C per 10 minuti.

60) Torta salata chetogenica

Ingredienti per 4 persone:

- 150 grammi di salsiccia di maiale
- 1/2 cipolla gialla piccola a dadini
- 100 grammi di farina di mandorle
- 50 grammi di latte di mandorle
- 1 cucchiaino Aglio in polvere
- 1 Uovo grande
- 25 g Parmigiano grattugiato
- 30 g Spinaci
- Sale e Pepe
- 1 cucchiaio Olio d'oliva

Procedimento:

1) Aggiungi salsiccia e cipolla in un tegame e rosola.
2) In una terrina, poni la farina di mandorle, il latte di mandorle, l'aglio in polvere, l'uovo, il parmigiano e mescola. Crea un cerchio in una teglia con quel composto. Mettici gli spinaci freschi, sale e pepe, l'olio e la miscela di salsiccia.
3) Cuoci per 25 minuti a 190°C.

61) Focaccia di cavolfiore e semi di chia

Ingredienti per quattro persone:

- 1 cavolfiore grande

- 50 grammi di semi di chia
- sale e pepe
- olio extravergine di oliva q.b.
- prezzemolo

Procedimento:

- Pulite il cavolfiore; fatelo a pezzetti di media grandezza e sbollentatelo in acqua salata per circa 5 minuti.
- Quindi, frullatelo con sale, pepe, olio di oliva extravergine e prezzemolo fresco.
- Mettete la purea in una ciotola e mischiatela con i semi di chia e mezzo bicchiere d'acqua.
- Disponete il tutto su una teglia foderata con carta da forno e stendetelo fino a che non gli avrete dato lo spessore di una focaccia.
- Cuocete per 20 minuti a 180°C, e una volta che sarà diventata croccante in superficie, spegnete e lasciate riposare.

62) Frutta secca speziata al forno

Ingredienti per sei persone:

- 50 g mandorle
- 50 g noci
- Sale e pepe
- 3 grammi di spezie miste per kebab
- 40 g anacardi

- 1½ cucchiaino di paprika
- Polvere di zenzero
- 1 rametto di rosmarino
- Olio q.b.

Procedimento:

1) Mettete mandorle, noci, anacardi e semi di zucca in una terrina e condite con la paprika, i chiodi di garofano ridotti in polvere, il misto di spezie per kebab, sale, pepe e olio e mescolate bene.

2) Infornate la frutta secca con il rosmarino in forno a 190°C per un quarto d'ora.

63) Filetto di sogliola su purea di cavolfiore

Ingredienti per due persone:

- ½ cavolfiore
- 2 sogliole
- capperi, pepe rosa, rosmarino
- 1 cucchiaio di burro chiarificato
- Sale
- 1/2 cucchiaino di curcuma in polvere
- 2 cucchiai di pecorino
- Noce moscata

Procedimento:

1) In una pentola con acqua salata mettiamo il cavolo a pezzi e la curcuma e portiamo in ebollizione, proseguiamo la cottura per almeno 15 minuti.

2) Quindi lo scoliamo e lo frulliamo con un mixer aggiungendo il pecorino e la noce moscata.

3) Pulite la sogliola e in una padella con il burro chiarificato la cuciniamo insieme ad una manciata di capperi e del rosmarino, verso fine cottura aggiungiamo del pepe rosa.

Impiattate e pepate.

64) Parmigiana di zucchine

Ingredienti per tre persone:

- 600 grammi di zucchine
- 400 di scamorza affumicata
- 8 fette di prosciutto cotto
- 5 cucchiai di parmigiano
- 2 cucchiai di olio evo
- Basilico
- Sale

Procedimento:

1) Affettate le zucchine con una mandolina.

2) Ungere la teglia con dell'olio e adagiare uno strato di zucchine, le fette di cotto, una parte di scamorza, due

cucchiai di grana e poi aggiungere una manciata di basilico. Rifare gli strati fino ad esaurimento.

3) Chiudere con un ultimo stato di zucchine, la scamorza e la spolverata di grana. Infornare a 185°C per 20 minuti.

65) Ravioli

Ingredienti per sei ravioli:

- 80g di farina di semi di lino dorati
- 20g di parmigiano grattugiato fine
- 1 uovo
- 5g di xantano
- Sale
- Formaggio duro a cubetti

Procedimento:

1) In una pentola unite tutti gli ingredienti e create un panetto; lasciatelo riposare e rassodare per un paio di ore nel frigo.
2) Stendete l'impasto in modo sottile e formati i dischetti, mettete il ripieno e piegateli a mezza luna.
3) Cuocete in acqua bollente per 10 minuti e poi conditeli con burro sciolto e salvia.

66) Roasti di cavolfiore al forno

Ingredienti per due persone:

- 1 cavolfiore
- 3 cucchiai di parmigiano
- 2 uova
- Olio evo
- Sale e pepe
- Noce moscata

Procedimento:

1) Tagliare a pezzi un cavolfiore e lavarlo molto bene. Frullare il cavolfiore e trasferirlo in un panno e strizzarlo per far uscire l'acqua.
2) Mettere il tutto in una terrina e metterci il parmigiano, uova, sale, pepe, noce moscata e olio evo.
3) Raccogliere il composto e fare delle ciambelline in una teglia.
4) Infornare a 180°C per 30 minuti.

67) Rotolo di frittata

Ingredienti per due persone:

- 4 uova
- 2 zucchine
- 4 fette di prosciutto cotto
- 40 grammi di emmental
- sale e pepe

- 100 grammi di formaggio spalmabile

Procedimento:

1) Lavare e tagliare a julienne due zucchine. Fate una frittata e aggiungete le zucchine, quindi cuocete in forno per un quarto d'ora a 165 gradi.

2) Quando sarà fredda, stendeteci del Philadelphia e formate un rotolo che starà in frigo almeno un'ora.

68) Cheto pane

Ingredienti:

- 500 farina Keto mix pan
- 200 grammi di acqua fredda
- 10 grammi di sale fino
- 20 grammi di lievito di birra

Procedimento:

1) Impastare tutti gli ingredienti per almeno 20 minuti. Formare dei panini e farli lievitare per tre ore. Quindi, cuocere in forno ventilato a 200°C per 10 minuti.

69) Tramezzino al salomone cheto

Ingredienti per una persona:

- 1 uovo

- 50 grammi di farina di mandorle
- 20 grammi di parmigiano grattugiato
- 1 cucchiaio d'olio
- sale

Procedimento:

1) Sbattere l'uovo con l'olio, il sale e unire il parmigiano e la farina.
2) Versare il composto nello stampo da toast e lasciar dorare (almeno 10 minuti).
3) Metterci salmone, Philadelphia e carpaccio di zucchine.

70) Bocconcini di pollo

Ingredienti per due persone:

- 2 petti di pollo
- ½ cipolla rossa
- Prezzemolo
- Rosmarino
- Un uovo
- Farina di mandorle
- Succo di limone
- Noce moscata
- Pepe e sale

Procedimento:

1) Fai il pollo a striscioline, taglia finemente la cipolla, il rosmarino e il prezzemolo e mettilo da parte.

2) In una terrina, unisci pollo, cipolla, il rosmarino e il prezzemolo, sale e pepe. Aggiungi l'uovo sbattuto con la noce moscata. Impana i bocconcini nella farina e friggi.

71) Poke Bowl Keto

Ingredienti per una persona:

- 1 uovo
- 2 cucchiai di parmigiano
- 30 grammi di farina di mandorle
- Origano
- pepe e sale

Procedimento:

1) In una terrina sbattere tutti gli ingredienti insieme e preparare i mini-pancakes.

2) Aggiungere alla Poke Bowl dell'insalata, zucchine grigliate, l'avocado, dei pomodorini.

72) Salmone, finocchio e avocado

Ingredienti per una persona:

- 1 finocchio crudo
- 1/2 avocado

- Salmone fresco
- Un filo di olio evo, semi di sesamo e chia.

Procedimento:

1) Unite tutti gli elementi nel piatto.

73) Sogliola agli asparagi

Ingredienti per una persona:

- 1 sogliola
- 12-14 asparagi verdi
- 1 spicchio d'aglio
- 2 cucchiai di olio evo
- 2 cucchiai di Parmigiano Reggiano
- succo e scorza grattugiata di 1/2 limone
- sale marino integrale

Procedimento:

1) Pulire e lavare gli asparagi. Mondare e tritare l'aglio.
2) In una pentola cuocere gli asparagi con l'olio, l'aglio tritato e il sale per circa 10-12 minuti. Metterli su un piatto e aggiungere il Parmigiano quando sono ancora caldi.
3) Quindi, cuocere la sogliola. Aggiungere il limone e un pizzico di sale e cuocere per 5-6 minuti. Comporre il piatto e cospargere con la scorza grattugiata di limone.

74) Pollo al peperoncino

Ingredienti per due persone:

- 2 petti di pollo fatto a pezzi
- 1 e ½ spicchio d'aglio
- peperoncino (a piacere)
- 5 foglie di lime
- 220 ml di latte di cocco
- 500 g di pomodori datterino
- Olio evo

Procedimento:

1) Marinare i dadini di pollo nel latte di cocco con il peperoncino e 1 spicchio d'aglio tritato per 1 ora.
2) In un tegame, scaldare l'olio, le foglie di lime, il pollo e il latte di cocco. Cuocere a fuoco vivo fino a cottura quasi completa. Concludete con i pomodorini e saltateli insieme al pollo.

75) Cavallo ai funghi

Ingredienti per due persone:

- 120 g di sfilacci di cavallo
- 2 uova
- 200 g funghi pleurotus

- 1 spicchio d'aglio
- 1 cucchiaio di prezzemolo fresco
- 100 g di spinaci freschi
- sale integrale
- 2 cucchiai di olio

Procedimento:

1) Cucinare i funghi tagliati a pezzetti in un tegame con olio, aglio, prezzemolo e sale.
2) Una volta passati 15 minuti metteteci gli spinaci e continuare la cottura.
3) Sbattere 2 uova con il sale. Aggiungere ai funghi le uova e gli sfilacci. Lasciare rapprendere le uova e servire.

Dolci

78) Ciambella al cocco

Ingredienti:

- 250 ml panna da montare
- 85 g farina di cocco
- 1 bustina lievito per dolci
- 120 g burro
- Succo di un limone
- 2 uova grandi
- 60 g eritritolo

Procedimento:

1) Far sciogliere il burro ed unirlo a tutti gli altri elementi. Creare un impasto e mettere in una tortiera.

2) Cuocere in forno a 175°C per 35 minuti.

79) Piccola cheesecake

Ingredienti per 5 porzioni:

Per la base:

- 150 g mandorle pelate
- 50 g burro

Procedimento:

1) Sminuzzate le mandorle con un mixer ed unite il burro fuso. Questo sarà la base della torta.
2) Porre in frigorifero per almeno 25 minuti.

Per la crema:

- 3 fogli di colla di pesce
- 220 ml panna da montare
- 260 g Philadelphia
- Tic

Procedimento:

- Scaldare 50 ml di panna, unire i fogli di colla di pesce ammollati nell'acqua e il formaggio morbido.
- Mescolare e aggiungere 5 gocce di tic.
- Montare la restante panna con altre 5 gocce di tic ed unire al primo composto.

- Dividere il tutto nei 5 coppa pasta e porre in frigo per 35 minuti.

Per la salsa ai lamponi:

- 130 g lamponi
- 1 foglio di colla di pesce
- Acqua
- 1 cucchiaio di eritritolo

Procedimento:

1) Fate una crema di lamponi, sciogliendoli con acqua, eritritolo e la colla di pesce.
2) Coprire la cheesecake con la salsa di lamponi e rimettere in frigorifero per 25 minuti.

80) Torta al cioccolato

Ingredienti per 10 pezzi:

- 210 g di cioccolato fondente > 85% di cacao puro
- 100 ml di olio evo
- 3 uova
- 220 g di farina di mandorle
- 2 cucchiai di cacao amaro
- sale q.b.
- yogurt bianco

Procedimento:

1) Dividete i tuorli dagli albumi in due terrine differenti.

2) Montare gli albumi a neve con un pizzico di sale.

3) Fare a pezzi le tavolette di cioccolato fondente e lasciarle sciogliere a bagnomaria.

4) Sbattere i tuorli con l'olio e aggiungere il cioccolato fuso, la farina di mandorle e il cacao amaro. Mescolare il tutto.

5) Aggiungere gli albumi montati cercando di incorporare aria.

6) Imburrare il fondo di una tortiera e versare il composto.

7) Cuocere in forno per 30-40 minuti a 170°C.

81)Torta alla ricotta, mandorle e lime

Ingredienti:

- 120 g di farina di mandorle
- 80 g di farina di cocco
- 100 g di eritritolo
- 125 g di ricotta
- ½ limone
- Scorza di ½ lime
- 15 g di lievito per dolci
- 2 uova medie
- 110g di albumi
- 50 g di strutto
- un pizzico di sale

Procedimento:

1) Riscaldate il forno a 190 °C, imburrate e infarinate la tortiera.
2) Montate gli albumi a neve con un pizzico di sale.
3) In una terrina, mischiate la farina di mandorle e quella di cocco, l'eritritolo e il lievito.
4) In un terzo contenitore unite i tuorli con la ricotta, il burro fuso ma intiepidito, il succo e la scorza di limone.
5) Unite questi ingredienti a quelli secchi e una volta ben amalgamati unite gli albumi.
6) Mettete in forno per 35 minuti.

82) Biscotti di frolla

Ingredienti:

- 60 grammi di mandorle tritate
- 80 grammi di farina di mandorle
- 20 grammi di farina di cocco
- 100 grammi di burro giallo
- 40 grammi di eritritolo
- 1 uovo intero

Procedimento:

1) In una terrina unire il burro a cubetti con l'eritritolo e mischiare con le fruste. Aggiungere l'uovo e amalgamare al resto degli ingredienti.

2) In un'altra terrina, mescolare tutte le farine. Aggiungerle all'impasto continuando a mescolare o impastando a mano.

3) Aggiungere le spezie oppure il cacao.

4) Unisci l'impasto in una palla, coprila in carta trasparente e fai riposare in frigo almeno 30'. Quindi preriscalda il forno a 180°.

5) Stendi l'impasto su carta da forno con un mattarello, ti consiglio di mantenere un'altezza di 4-5mm. Crea i biscotti con le formine che ti piacciono e stendili sulla carta da forno.

6) Inforna e cuoci per 12 minuti.

83) Plum-cake light

Ingredienti:

- 200 gr di albumi pari a 6 albumi
- 45 gr di ricotta magra
- 50 gr di cacao amaro magro
- 50 gr di farina integrale
- 10 gr di amido di mais
- 1/2 bustina di lievito per dolci
- 20 gocce di tic
- Sale

Procedimento:

1) Mescolare gli ingredienti in polvere, lievito compreso. In una terrina, lavorare con le fruste elettriche la ricotta con un albume (35-40gr), unire mescolando il mix farine/cacao ed infine, i restanti albumi montati a neve ben ferma con un pizzico di sale.

2) Trasferire in uno stampo da plum-cake cuocere per 30 minuti circa in forno ventilato a 185°C.

84) Tortina al limone

Ingredienti per 10 fette:

- 200 g di farina di mandorle
- 130 g di ricotta
- 45 g di burro chiarificato
- 1 cucchiaino di lievito per dolci
- 50 g di eritritolo
- 2 uova
- 100 g di albumi
- succo e scorza grattugiata di 1 limone
- un pizzico di sale

Procedimento:

1) Montare a neve gli albumi.

2) In una terrina mescolare le uova e la ricotta con il burro sciolto, l'eritritolo, il sale, la vaniglia e il succo e la scorza di limone.

3) Unire la farina al lievito. Quindi unire gli albumi montati a neve. Mescolare con cautela e trasferire l'impasto in una tortiera.

4) Infornare a 180 °C per 35 minuti.

85) Pancake al cocco

Ingredienti per due pancakes:

- 1 albume
- 1 cucchiaino di farina di cocco
- 1 cucchiaino di eritritolo
- 1 pizzico di sale
- 1pizzico di lievito
- 1 cucchiaio di mascarpone
- 1 goccio di latte di cocco o mandorla o intero
- Olio di cocco

Procedimento:

1) Montare a neve ferma l'albume. In una terrina a parte mischiare bene la farina con l'eritritolo, il sale, il lievito e il mascarpone. Unisci l'albume montato al tutto. Aggiungi il latte.

2) Scaldare l'olio di cocco in un padellino e versa metà impasto. Copri con un coperchio e fai rassodare.

3) Gira il pancake per far cuocere anche l'altro lato e poi
servi caldo.

86) Savoiardi senza farina

Ingredienti per 25 biscotti:

- 5 grammi Uova
- 70 g Eritritolo
- 10 gocce Stevia alla vaniglia
- 80 grammi Farina di mandorle
- 25 grammi Farina di cocco

Procedimento:

1) Setacciare la farina di mandorle e cocco. Montate a neve
gli albumi.
2) Montate i tuorli con la stevia liquida e l'eritritolo.
Aggiungere la farina e mescolate. Incorporate ora poco
alla voltagli albumi montati a neve.
3) Sistemate in stampi per savoiardi il composto altrimenti
createli sulla carta da forno.
4) Cuocete per 8 minuti a circa 200°C.

87) Biscotti chetogenici

Ingredienti per 15 biscotti:

- 120 g di farina di nocciole

- 1 uovo piccolo
- 40 g di burro di cocco
- 9 gocce stevia
- 1 cucchiaino di lievito
- cannella a piacere

Procedimento:

1) Rompete le uova. Unite poi il burro di cocco quando si sarà ammorbidito e ottenete una crema. Metteteci quindi il dolcificante e la cannella.
2) Aggiungete la farina di nocciole e il lievito. Quindi, lasciate riposare in frigo per 30 minuti. Quando il tutto sarà ben sodo, fate delle piccole palline e mettetele su una placca rivestita con carta forno. Poi appiattitele con le dita.
3) Cuocete in forno statico a 160°C per 18 minuti.

88) Pumpkin Spice Latte

Ingredienti per una persona:

- 125 ml di latte di cocco
- 1 caffè espresso
- 15 g di purè di zucca
- 2 grammi di cannella, zenzero e noce moscata

Procedimento:

1) Scalda il latte, aggiungi l'espresso caldo e tutti gli altri ingredienti.

2) Frulla per 30 secondi.

89) Tiramisù

Ingredienti per quattro persone:

Per il "biscotto alla base":

- 30 g burro giallo
- 30 g eritritolo
- 2 espresso
- 30 g farina di cocco
- 2g lievito per dolci
- 2 uova

Per la crema di mascarpone:

- 150g di mascarpone
- Cacao amaro q.b.
- 2 uova
- 2 cucchiai di eritritolo

Procedimento:

1) Fai sciogliere il burro e unisci gli ingredienti secchi e l'uovo. In un contenitore per forno microonde unto di burro, cuoci per 80 secondi e fai raffreddare. Monta l'albume a parte.

2) Sbatti il tuorlo con l'eritritolo e unisci il mascarpone, l'albume montato a neve.

3) Crea un tiramisù con le fettine di tortina, bagnate di caffè espresso e la crema al mascarpone. Completa con cacao amaro e metti in frigo per un'ora.

90) Bombette al cocco

Ingredienti per 20 palline:

- 90 grammi olio di cocco
- 1 cucchiaio di eritritolo
- 90 grammi di crema di cocco
- 50 grammi cocco rapè

Procedimento:

1) Riscaldare l'olio di cocco al microonde e quindi, lontano dal fuoco, unire crema di cocco e eritritolo; quindi, mescolare, aggiungendo il cocco grattugiato.

2) Riempire degli stampi in silicone e mettere in freezer per circa 1 ora e mezza.

Salse

91) Maionese

Ingredienti per cinque persone:

- 1 uovo intero biologico
- 240 ml di olio evo
- 1 pizzico di sale
- 1 cucchiaio e 1/2 di aceto di mele
- 1 cucchiaino di senape

Procedimento:

1) Inserire in un bicchiere alto tutti gli ingredienti: prima l'uovo, poi l'olio a filo, l'aceto, la senape e per ultimo il sale. Immergere il frullatore a immersione fino al fondo.
2) Azionarlo fino a quando la maionese non si formerà.
3) Mettere in una ciotola in frigorifero prima di servire.

92) Salsa di avocado

Ingredienti per quattro persone:

- 2 avocado maturi
- 1/2 peperone rosso a dadini piccoli
- 1/2 cipolla rossa
- 3 cucchiai di olio evo
- Sale
- succo di 1/2 limone

- 1 pomodoro senza semi tagliato a dadini
- aglio in polvere

Procedimento:

1) Pulire gli avocado, tagliare la polpa e schiacciarla per avere una crema omogenea.
2) Unire olio d'oliva, sale e succo di limone. Quindi, aggiungere il peperone e il pomodoro e la polvere di aglio.
3) La salsa di avocado dovrebbe essere usata in giornata.

93) Salsa di olive

Ingredienti per 5 persone:

- 160 grammi di olive nere denocciolate
- olio evo
- 5-6 filetti di acciughe sott'olio
- 60 g di capperi sotto sale
- succo di limone

Procedimento:

1) Unire nel frullatore tutti gli elementi e frullare per ottenere una salsa omogenea.
2) Conservare in frigo.

94) Guacamole

Ingredienti per due persone:

- 1 avocado
- succo di 1 limone
- 4 pomodorini
- 2 cucchiai di olio evo
- peperoncino q.b.
- 1 pizzico di sale

Procedimento:

1) Pulire l'avocado, schiacciare la polpa con la forchetta per ottenere una crema. Aggiungere l'olio ed il succo di limone, il sale, il peperoncino, i pomodorini e mescolare fino ad avere una crema.
2) Conservare in frigo e usare in giornata.

95) Salsa tonnata

Ingredienti per quattro persone:

- 100 grammi di tonno all'olio evo
- 3 uova sode
- 3 cucchiai di olio evo
- 3 cucchiai di succo di limone
- 50 grammi di capperi sotto sale
- 3 filetti di acciughe sott'olio

Procedimento:

1) Frullare tutti gli ingredienti per avere una crema omogenea.
2) Si conserva in frigorifero. Buona sulla carne o sul pesce.

96) Pesto

Ingredienti per quattro persone:

- 30 grammi di foglie di basilico
- 50 ml di olio evo
- 1/2 spicchio d'aglio
- 1 pizzico di sale
- 40 grammi di Parmigiano Reggiano grattugiato
- 20 grammi di pecorino grattugiato
- 7 grammi di pinoli

Procedimento:

1) Frullare il basilico. Aggiungere l'aglio e il resto degli ingredienti.
2) Continuare fino a avere una salsa omogenea.

Stuzzichini

97) Crackers

Ingredienti per 35 crackers:

- 130 grammi di farina di semi di lino
- 25 grammi olio evo
- un rametto di rosmarino
- mezzo cucchiaino bicarbonato
- 2 cucchiai di olio d'oliva
- 155 grammi di acqua
- sale
- fiocchi di sale q.b.
- acqua q.b.

Procedimento:

1) Mettete l'olio in una terrina, l'acqua, il sale e il bicarbonato. Aggiungete la farina di semi di lino, il rosmarino tritato.

2) Coprite l'impasto con pellicola e lasciate stare per 10 minuti. Stendete l'impasto come un foglio sottile. Quindi create dei dischetti con l'aiuto di un bicchiere e trasferiteli su due teglie con carta forno. Ne avrete circa 35.

3) Fate un'emulsione di acqua e olio e con un pennello ungete i crackers. Aggiungete dei fiocchi di sale. Cuocete una teglia per volta in forno statico a 200°C per 12 minuti.

98) Taralli

Ingredienti per 45 taralli:

- 200 gr farina ketofluor
- 3 cucchiai semi di sesamo
- 100 ml vino bianco secco
- 4 cucchiai olio evo
- 50 ml acqua

Procedimento:

1) Creare un impasto con tutti gli ingredienti e lasciare riposare per 35 minuti.
2) Fare 45 palline e quindi dei bastoncini lunghi circa 7 cm.
3) Unire i bastoncini e fissare le estremità.
4) Far bollire dell'acqua e immergerc i taralli per 10/15 secondi.
5) Scolarli e cospargerli di semi e lasciarli ad asciugare.
6) Quindi, cuocere in forno a 200°C per 13 minuti.

99) Involtini di formaggio

Ingredienti per una persona:

- 3 fette di formaggio
- Maionese fatta in casa
- 3 fette di prosciutto cotto

Procedimento:

1) Create degli involtini spalmando tra una fetta e l'altra della maionese.

100) Crepe salata agli albumi

Ingredienti per una persona:

- 2 albumi
- 25 grammi parmigiano grattugiato
- Origano a piacere
- Sale e pepe

Procedimento:

1) Unite tutti gli elementi e create delle crepes in una padella bene calda.
2) Cuocere un paio di minuti circa per parte.

Le informazioni contenute nel libro "Chetogenica risveglia metabolismo" di Ludovica Fontana sono pubblicate a scopo esclusivamente informativo: non possono sostituirsi o integrare la diagnosi svolta dal medico. Tutte le informazioni non devono essere in alcun modo considerate come alternative alla diagnosi del medico curante, né tantomeno essere confuse e/o scambiate con la prescrizione di trattamenti e terapie. Gli alimenti sono recensiti a scopo informativo: non è possibile in nessun modo garantire risultati certi, le possibilità di riuscita di qualsiasi trattamento variano da persona a persona.

Se vuoi leggere altri libri di Ludovica Fontana, qui hai il QR code di
"Dieta Risveglia Metabolimo",

una lettura con cui riuscirai a **dimagrire velocemente** senza dover
sottostare a regimi alimentari ferrei e restrittivi.

Se vuoi avere degli spunti su ricette da vero chef stellato, facili e veloci
ma sfiziose ed uniche, qui sotto hai il QR code di **"Cottura a Bassa
Temperatura"**,

un libro con cui riuscirai a **soddisfare qualsiasi tipo di palato** e che ti
permetterà di preparare pietenze come un cuoco farebbe nel proprio
ristorante!

Se vuoi leggere altri libri di Ludovica Fontana, qui hai il QR code di
"Lievito Madre",

Un libro con cui capirai come utilizzare al meglio il lievito madre e
l'arte della panificazione, creando ricette gustose ed uniche!